U0388472

中药现代化研究系列

丹红注射液化学物质基础、药效及作用机制研究

苏薇薇　毕　聪　刘　宏　李泮霖　廖弈秋

吴　灏　易　京　王永刚　李沛波　姚宏亮　　　著

中山大学出版社

·广州·

图书在版编目（CIP）数据

丹红注射液化学物质基础、药效及作用机制研究/苏薇薇、毕聪、刘宏、李泮霖、廖弈秋、吴灏、易京、王永刚、李沛波、姚宏亮著. —广州：中山大学出版社，2021.4

（中药现代化研究系列）

ISBN 978 - 7 - 306 - 07192 - 7

Ⅰ．①丹…　Ⅱ．①苏…　②毕…　③刘…　④李…　⑤廖…　⑥吴…　⑦易…　⑧王…　⑨李…　⑩姚…　Ⅲ．①中草药—注射剂—研究　Ⅳ．①R286

中国版本图书馆 CIP 数据核字（2021）第 071929 号

出 版 人：王天琪
策划编辑：曾育林
责任编辑：曾育林
封面设计：刘　犇
责任校对：梁嘉璐
责任技编：何雅涛
出版发行：中山大学出版社
电　　话：编辑部 020 - 84113349，84110776，84111997，84110779，84110283
　　　　　发行部 020 - 84111998，84111981，84111160
地　　址：广州市新港西路 135 号
邮　　编：510275　传　　真：020 - 84036565
网　　址：http：//www.zsup.com.cn　E-mail：zdcbs@ mail.sysu.edu.cn
印 刷 者：广州市友盛彩印有限公司
规　　格：787mm×1092mm　1/16　9.625 印张　253 千字
版次印次：2021 年 4 月第 1 版　2021 年 4 月第 1 次印刷
定　　价：48.00 元

内 容 提 要

  本书呈现在大家面前的，是中山大学苏薇薇教授团队的原创性研究成果。本书对丹红注射液的化学物质基础、药效及作用机制进行了研究。在明确了丹红注射液全化学成分的基础上，采用网络药理学技术，预测丹红注射液作用于炎症、氧化应激、内皮功能和细胞凋亡等心血管疾病相关方面的靶点；同时，采用转录组学和多药效指标评价等现代生物学技术对靶点预测结果进行验证，进而在整体上阐明丹红注射液治疗心血管疾病的多成分、多靶点、多途径的药效作用特点。为了探讨丹红注射液的组方科学内涵，从整体药效贡献及对脑微循环的改善等方面，对丹参、红花两味药材的作用进行评价，并与丹红注射液进行比较。此外，本书还对丹红注射液的核心活性成分群进行了药效验证。在质量控制方面，对丹红注射液投料药材与成品化学成分的相关性进行分析，阐明药材到成品的质量传递规律。本书为丹红注射液的临床应用提供了实验依据。

《丹红注射液化学物质基础、 药效及作用机制研究 》 著者

苏薇薇　毕　聪　刘　宏　李泮霖　廖弈秋
吴　灏　易　京　王永刚　李沛波　姚宏亮

目　　录

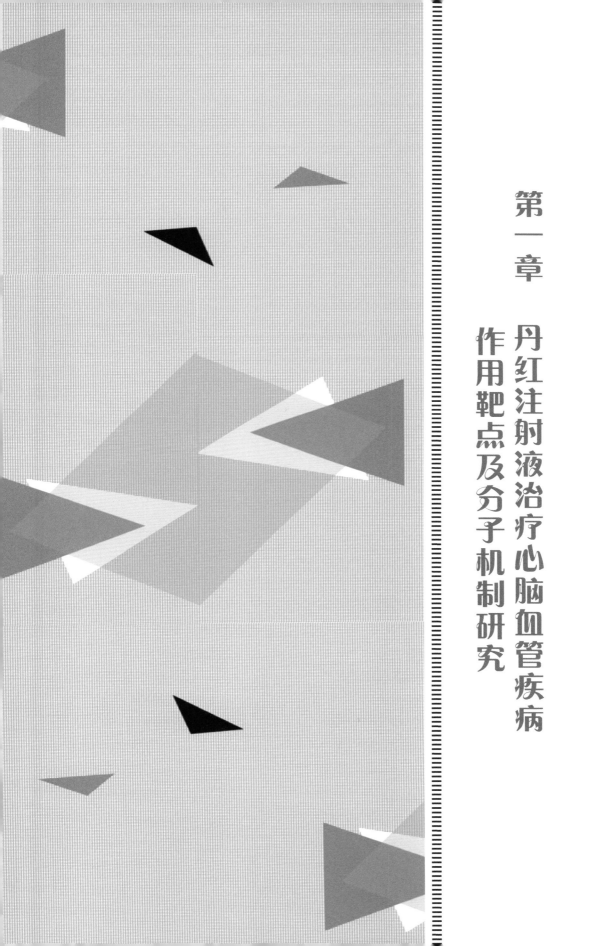

第一章

丹红注射液治疗心脑血管疾病

作用靶点及分子机制研究

第一节　概　　述

丹红注射液（Danhong injection，DHI）由丹参（*Salvia Miltiorrhiza*，SM）、红花（*Carthamus* tinctorius，CT）提取而成，是传统中药对与现代剂型相结合的产物，具有活血化瘀、通脉舒络的功效，在临床中广泛用于治疗冠心病、心肌梗死等心血管疾病。

本章在对丹红注射液进行全成分分析的基础上，利用心脑血管疾病相关靶点数据库，采用 Surflex – Dock 分子对接方法，计算丹红注射液成分与心血管疾病相关靶点间的相互作用，建立化学成分 – 靶点作用网络；对丹红注射液的潜在靶点进行信号通路分析，建立化学成分 – 靶点 – 通路网络，在分子水平上探讨丹红注射液治疗心脑血管疾病的机制；并进一步利用大鼠急性血瘀模型，分别采用药效指标检测及转录组学方法，对计算结果进行实验验证，探讨丹红注射液的整体调控作用。最终综合计算结果、药效指标结果及转录组结果，阐明丹红注射液治疗心脑血管疾病的分子作用机制。

第二节　基于 UFLC-Q-TOF-MS/MS 技术的丹红注射液全成分分析

本节采用目前国际最先进的 UFLC-Q-TOF-MS/MS 技术，对丹红注射液的化学成分进行在线分离、鉴定，全面系统地阐明其化学物质基础，为后续药效物质基础研究提供依据。

【实验材料】

（一）仪　器

日本 SHIMADZU 公司超快速高效液相色谱仪（LC-20AD-XR 二元泵、SIL-20AD-XR 自动进样器、红花 O-20A 柱温箱、SPD-M20A PDA 检测器、日本岛津公司）、美国 AB SCIEX 公司四级杆－飞行时间质谱仪（Triple Q-TOF 5600 plus）。

（二）试剂

乙腈（色谱纯，美国 Fisher Scientific 公司）、甲酸（Sigma 公司，批号：0001408600）、Millipore 超纯水。

（三）供试品

丹红注射液（山东丹红制药有限公司，批号：20170812）。

（四）对照品

对香豆酸、芹菜素－7－葡萄糖苷、丹参酮Ⅰ、香草酸、咖啡酸、原儿茶酸、鸟苷、琥珀酸、丹参酮ⅡA、木犀草素、腺嘌呤、异亮氨酸、隐丹参酮、丹酚酸 A、迷迭香酸、尿嘧啶、色氨酸、胸腺嘧啶、腺苷、苯丙氨酸、丹酚酸 B、丹参素钠、羟基红花黄色素、原儿茶醛、野黄芩素、槲皮素－3－葡萄糖苷、山奈酚－3－葡萄糖苷、二氢丹参酮Ⅰ、金合欢素、鸟嘌呤（均购自中国食品药品检定研究院）。

【实验部分】

（一）检测条件

1. 液相色谱条件

色谱柱：Phenomenex C$_{18}$（2.1 mm × 100 mm，2.6 μm）；柱温：40 ℃；流动相：以乙腈为流动相 A，以 0.1% 甲酸溶液为流动相 B，按表 1－1 所示梯度洗脱；流速：0.3 mL/min；进样量：5 μL；PDA 扫描波长 190～400 nm。

表 1－1　流动相洗脱梯度

时间（min）	流动相 A（%）	流动相 B（%）
0.5	2	98
20	40	60
25	98	2

2. 质谱条件

离子源参数：ion spray voltage 5500 V；ion source gas1 55 psi；ion source gas 2 55 psi；temperature 550 ℃；curtain gas 35 psi；collision gas pressure 10 psi；entrance potential 60 V。ESI 电喷雾源，分别采用正、负离子模式进行检测。

（二）供试品溶液的制备

丹红注射液供试品的制备：精密量取丹红注射液 1 mL，转移至 10 mL 量瓶，加 2% 乙腈至刻度，摇匀，用 0.22 μm 的微孔滤膜滤过，取续滤液，即得。

（三）对照品溶液的制备

取各对照品适量，加甲醇制成各成分浓度约为 0.1 μg/mL 的混合对照品溶液。

【实验结果】

丹红注射液样品分别在正模式和负模式下，同时进行一级和二级扫描。丹红注射液总离子流图及 PDA 全波长色谱图如图 1-1 所示。

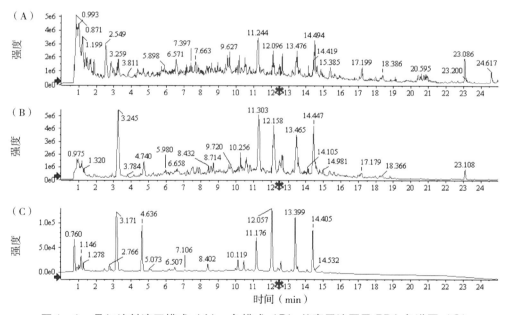

图 1-1　丹红注射液正模式（A）、负模式（B）总离子流图及 PDA 色谱图（C）

通过与对照品对照、精确分子量结合裂解碎片分析等方法，确证、指认了丹红注射液中 82 个化学成分，并确定了各个化学成分的归属。其中，仅归属于丹参的成分主要为酚酸及丹参酮类；仅归属于红花的成分主要为黄酮、醌式查尔酮及环烯醚萜苷类。丹参、红花中共同拥有的成分主要为氨基酸及核苷类。此外，还有一些酚酸类成分在两种药材中均没有检到，为生产过程中新生成的成分。具体分析结果如表 1-2 所示。

表1-2　丹红注射液中的化学成分及其归属

序号	分子式	保留时间 (min)	$[M+H]^+$ (error,10^{-6})	$[M-H]^-$ (error,10^{-6})	正模式下二级碎片	负模式下二级碎片	化合物名称	药材归属
SR-1	$C_5H_9NO_2$	0.90	116.0706 (-0.3)		70.0673[M+H-HCOOH]$^+$		proline	丹参/红花
SR-2	$C_5H_5N_5$	1.03	136.0618 (0.2)	134.0471 (-0.9)	119.0358[M+H-NH$_3$]$^+$, 109.0503,94.0409, 92.0255[M+H-NH$_3$-HCN]$^+$, 65.0160[M+H-NH$_3$-2HCN]$^+$, 55.0320		adenine^a	丹参/红花
SR-3	$C_5H_7NO_3$	1.23	130.0497 (-1.0)		84.0456[M+H-HCOOH]$^+$, 56.0527[M+H-HCOOH-CO]$^+$		L-pyroglutamic acid	丹参/红花
SR-4	$C_9H_{12}N_2O_6$	1.33	245.0769 (0.5)	243.0622 (-0.2)	115.0403, 113.0355[M+H-Ribose]$^+$, 96.0084[M+H-Ribose-NH$_3$]$^+$, 85.0293, 70.0314[M+H-Ribose-NH$_3$-C$_2$H$_2$]$^+$, 57.0374	200.0584[M-H-NH$_3$-C$_2$H$_2$]$^-$, 152.0366,140.0363, 110.0264	uridine^a	丹参/红花
SR-5	$C_4H_4N_2O_2$	1.34	113.0349 (2.7)	111.0206 (5.1)	96.0102[M+H-NH$_3$]$^+$, 95.0234, 70.0318[M+H-NH$_3$-C$_2$H$_2$]$^+$, 68.0152[M+H-NH$_3$-CO]$^+$, 53.0057[M+H-2NH$_3$-C$_2$H$_2$]$^+$		uracil^a	丹参/红花

续上表

序号	分子式	保留时间 (min)	[M＋H]⁺ (error,10^{-6})	[M－H]⁻ (error,10^{-6})	正模式下二级碎片	负模式下二级碎片	化合物名称	药材归属
SR－6	$C_4H_6O_4$	1.38		117.0212 (6.2)		99.0109[M－H－H₂O]⁻, 73.0317[M－H－CO₂]⁻, 55.0219[M－H－CO₂－H₂O]⁻	succinic acid[a]	丹参/红花
SR－7	$C_6H_{13}NO_2$	1.38	132.1017 (－1.8)		86.0975[M＋H－HCOOH]⁺, 69.0718[M＋H－HCOOH－NH₃]⁺, 57.0605,56.0525		isoleucine[a]	丹参
SR－8	$C_6H_{13}NO_2$	1.48	132.1018 (－0.9)		86.0977[M＋H－HCOOH]⁺, 69.0721[M＋H－HCOOH－NH₃]⁺, 57.0606,56.0526		leucine	丹参/红花
SR－9	$C_{10}H_{13}N_5O_4$	1.68	268.1043 (1.2)	266.0891 (－1.3)	136.0624[M＋H－Ribose]⁺, 119.0358[M＋H－Ribose-NH₃]⁺	134.0478[M－H－Ribose]⁻, 107.0358	adenosine[a]	丹参/红花
SR－10	$C_{10}H_{13}N_5O_5$	1.88	284.0985 (－1.6)	282.0836 (－2.7)	135.0296[M＋H－Ribose-NH₃]⁺, 110.0351	150.0418[M－H－Ribose]⁻, 133.0155[M－H－Ribose-NH₃]⁻, 108.0201	guanosine	丹参/红花
SR－11	$C_7H_6O_5$	1.98		169.0148 (3.2)		125.0252[M－H－CO₂]⁻, 124.0150, 79.0206[M－H－CO₂－C₂H₄－H₂O]⁻, 53.0422	gallic acid	新生成成分

续上表

序号	分子式	保留时间 (min)	[M+H]⁺ (error,10⁻⁶)	[M-H]⁻ (error,10⁻⁶)	正模式下二级碎片	负模式下二级碎片	化合物名称	药材归属
SR-12	$C_9H_{11}NO_2$	2.55	166.0865 (1.5)	164.0726 (5.3)	120.0815[M+H-HCOOH]⁺, 103.0555[M+H-NH₃-HCOOH]⁺, 91.0557, 77.0408	147.0450[M-H-NH₃]⁻, 103.0560[M-H-NH₃-CO₂]⁻, 72.0099	phenylalanine[a]	丹参/红花
SR-13	$C_6H_6O_3$	2.84	127.0390 (1.1)		109.0296[M+H-H₂O]⁺, 81.0353[M+H-CO]⁺, 53.0428[M+H-2CO]⁺		5-hydroxymethyl furfural	丹参
SR-14	$C_{13}H_{16}O_8$	2.92	301.0903 (-4.8)	299.0775 (0.8)	283.0735[M+H-H₂O]⁺, 139.0382[M+H-Glc]⁺, 121.0288[M+H-Glc-H₂O]⁺, 95.0495, 77.0392	137.0246[M-H-Glc]⁻, 93.0352[M-H-Glc-CO₂]⁻	p-hydroxybenzonic acid-O-glucoside	红花
SR-15	$C_8H_8O_4$	3.17	169.0495 (-0.1)	167.0357 (4.3)	151.0352[M+H-H₂O]⁺, 133.0275, 123.0417[M+H-CO]⁺, 77.0405	121.0274[M-H-H₂O-CO]⁻, 93.0337, 65.0398	2-hydroxy-3',4'-dihydroxyacetophenone	丹参
SR-16	$C_9H_{10}O_5$	3.25		197.0465 (2.3)		179.0352[M-H-H₂O]⁻, 151.0403[M-H-CO₂]⁻, 135.0455[M-H-H₂O-CO₂]⁻, 72.9947	Danshensu[a]	丹参

续上表

序号	分子式	保留时间 (min)	[M+H]+ (error,10^{-6})	[M-H]- (error,10^{-6})	正模式下二级碎片	负模式下二级碎片	化合物名称	药材归属
SR-17	$C_7H_6O_4$	3.55	155.0339 (0.1)	153.0201 (4.8)	137.0027$[M+H-H_2O]^+$, 111.0443$[M+H-CO_2]^+$, 93.0339$[M+H-H_2O-CO_2]^+$, 65.0405	109.0310$[M-H-CO_2]^-$, 108.0022, 91.0188$[M-H-H_2O-CO_2]^-$, 65.0053	protocatechuic acid[a]	丹参/红花
SR-18	$C_8H_8O_4$	3.64		167.0353 (1.6)		123.0466$[M-H-CO_2]^-$, 93.0345,65.0401	vanillic acid[a]	新生成成分
SR-19	$C_{10}H_{12}O_5$	4.09		211.0605 (-3.3)		167.0347$[M-H-CO_2]^-$, 149.0598$[M-H-H_2O-CO_2]^-$, 123.0447	Danshensu methyl ester	新生成成分
SR-20	$C_{11}H_{12}N_2O_2$	4.38	205.0972 (0.2)	203.0826 (-0.2)	188.0700$[M+H-NH_3]^+$, 170.0593$[M+H-NH_3-H_2O]^+$, 159.0911$[M+H-HCOOH]^+$, 146.0599,118.0650, 91.0550	159.0904$[M-H-CO_2]^-$, 142.0641$[M-H-CO_2-NH_3]^-$,130.0652, 116.0499$[M-H-CO_2-NH_3-C_2H_2]^-$, 74.0243	tryptophane[a]	丹参/红花
SR-21	$C_9H_{10}O_4$	4.58		181.0512 (3.3)		163.0403$[M-H-H_2O]^-$, 135.0453$[M-H-H_2O-CO]^-$, 119.0500,72.9939	3,4-dihydroxybenze-nepropionic acid	丹参/红花

续上表

序号	分子式	保留时间 (min)	$[M+H]^+$ (error, 10^{-6})	$[M-H]^-$ (error, 10^{-6})	正模式下二级碎片	负模式下二级碎片	化合物名称	药材归属
SR-22	$C_7H_6O_3$	4.71	139.0390 (0.8)	137.0260 (11.8)	$111.0048[M+H-CO]^+$, $93.047[M+H-CO-H_2O]^+$, 65.0415	$109.0302[M-H-CO]^-$, 108.0225, 92.0282, 81.0360	protocatechualdehyde[a]	丹参
SR-23	$C_{16}H_{18}O_9$	4.72	355.1015 (-2.5)	353.0858 (-5.6)		$191.0552[\text{Quinic acid}-H]^-$, 179.0333, 135.0440, 85.0299	neochlorogenic acid	红花
SR-24	$C_{16}H_{20}O_{10}$	5.29		371.0969 (-3.8)		$325.0910[M-H-H_2O-CO]^-$, 163.0402, 119.0505	4-(2-carboxyethenyl)-2-(3,4-dihydroxyphenyl)-2,3-dihydro-7-hydroxy-3-methylester,[2α,3β,4(E)-3-benzofurancarboxylic acid	红花
SR-25	$C_{18}H_{14}O_8$	5.98	359.07631 (0.4)	357.0618 (0.6)	$341.0654[M+H-H_2O]^+$, $297.0789[M+H-H_2O-CO_2]^+$, $279.0684[M+H-2H_2O-CO_2]^+$, 249.0501, 233.0567	$313.0728[M-H-CO_2]^-$, $269.0822[M-H-2CO_2]^-$, 253.0517, $225.0571[M-H-C_2H_2-H_2O-2CO_2]^-$	prolithospermic acid	新生成分

续上表

序号	分子式	保留时间(min)	$[M+H]^+$ (error,10^{-6})	$[M-H]^-$ (error,10^{-6})	正模式下二级碎片	负模式下二级碎片	化合物名称	药材归属
SR-26	$C_{15}H_{18}O_9$	6.15		341.0860 (−5.2)		179.0347[M−H−Hexoside]$^-$, 135.0454[M−H−Hexoside−CO_2]$^-$	caffic acid-O-hexoside	丹参/红花
SR-27	$C_{15}H_{18}O_8$	6.26		325.0931 (0.7)		163.0398[M−H−Hexoside]$^-$, 119.0508[M−H−Hexoside−CO_2]$^-$	coumaric acid-O-hexoside	红花
SR-28	$C_{27}H_{32}O_{16}$	6.47	613.1766 (0.4)	611.1596 (−3.5)	451.1210[M+H−Glc]$^+$, 433.1118[M+H−Glc−H_2O]$^+$, 331.1060, 289.0755[M+H−2Glc]$^+$, 277.0483,211.0239, 181.0088,147.0455	521.1310[M−H−$C_3H_6O_3$]$^-$, 491.1145[M−H−$C_4H_8O_4$]$^-$, 359.0748[M−H−$C_4H_8O_4$−$C_5H_{10}O_5$]$^-$, 119.0508	hydroxysafflor yellow A^a	红花
SR-29	$C_{10}H_{10}O_4$	6.50	195.0646 (−3.0)	193.0504 (−1.0)	177.0534[M+H−H_2O]$^+$, 149.0289[M+H−H_2O−CO]$^+$, 135.0375,117.0310, 89.0380,77.0399	149.0616[M−H−CO_2]$^-$, 121.0663[M−H−CO_2−C_2H_4]$^-$	ferulic acid	丹参
SR-30	$C_{16}H_{18}O_9$	6.58	355.1019 (1.2)	353.0880 (0.4)	163.0387[M+H−Quinic acid]$^+$, 145.0283[M+H−Quinic acid−H_2O]$^+$, 117.0331[M+H−Quinic acid−H_2O−CO]$^+$	191.0553[Quinic acid−H]$^-$, 179.0344,173.0449, 135.0444,111.0455, 93.0341	chlorogenic acid	红花

续上表

序号	分子式	保留时间(min)	$[M+H]^+$ (error,10^{-6})	$[M-H]^-$ (error,10^{-6})	正模式下二级碎片	负模式下二级碎片	化合物名称	药材归属
SR-31	$C_{33}H_{40}O_{22}$	6.63	789.2086 (0.2)	787.1914 (-3.1)	627.1561$[M+H-Glc]^+$, 465.1032$[M+H-2Glc]^+$, 303.0498	625.1397$[M-H-Glc]^-$, 463.0883$[M-H-2Glc]^-$, 299.0244	6-hydroxykaempferol-tri-O-glucoside	红花
SR-32	$C_{18}H_{26}O_{11}$	6.65		417.1399 (-0.9)		209.0795$[M-H-Glc-H_2O-CO]^-$, 194.0578	syringin	丹参/红花
SR-33	$C_9H_8O_4$	6.66	181.0497 (0.7)	179.0354 (2.6)	163.0383$[M+H-H_2O]^+$, 139.0397, 135.0441$[M+H-H_2O-CO]^+$, 111.0451,93.0348,65.0413	135.0448$[M-H-CO_2]^-$, 134.0369	caffeic acid[a]	丹参
SR-34	$C_{17}H_{26}O_{11}$	6.83		405.1392 (-2.4)		359.1345$[M-H-H_2O-CO]^-$, 197.0815$[M-H-H_2O-CO-Glc]^-$, 153.0898,89.0240	ixoroside	红花
SR-35	$C_{27}H_{32}O_{16}$	7.07	613.1766 (0.4)	611.1596 (-3.5)		593.1450$[M-H-H_2O]^-$, 521.1219$[M-H-C_3H_6O_3]^-$, 491.1172$[M-H-C_4H_8O_4]^-$, 359.0748$[M-H-C_4H_8O_4-C_5H_{10}O_5]^-$, 328.0566	hydroxysafflor yellow A isomer	红花

续上表

序号	分子式	保留时间 (min)	$[M+H]^+$ (error,10^{-6})	$[M-H]^-$ (error,10^{-6})	正模式下二级碎片	负模式下二级碎片	化合物名称	药材归属
SR-36	$C_{27}H_{30}O_{17}$	7.21	627.1560 (0.7)	625.1386 (-3.9)	465.1015$[M+H-Glc]^+$, 303.0490$[M+H-2Glc]^+$	463.0802$[M-H-Glc]^-$, 287.0500	quercetin-di-O-glucoside	红花
SR-37	$C_{27}H_{30}O_{17}$	7.45	627.1560 (0.7)	625.1389 (-3.3)	465.1008$[M+H-Glc]^+$, 303.0488$[M+H-2Glc]^+$	463.0881$[M-H-Glc]^-$, 301.043$[M-H-2Glc]^-$, 271.0254	6-hydroxykaempferol-di-O-glucoside isomer	红花
SR-38	$C_{16}H_{22}O_9$	7.54		357.1183 (-2.3)		195.0659$[M-H-Glc]^-$, 136.0518,119.0505	sweroside	红花
SR-39	$C_{27}H_{32}O_{16}$	7.60		611.1596 (-3.5)		521.1283$[M-H-C_3H_6O_3]^-$, 491.1197$[M-H-C_4H_8O_4]^-$, 328.0556	hydroxysafflor yellow A isomer	红花
SR-40	$C_{20}H_{32}O_{10}$	7.78		431.1921 (-0.5)		385.1873$[M-H-H_2O-CO]^-$, 223.1336$[M-H-H_2O-CO-Glc]^-$, 161.0451,153.0913	roseoside	丹参/红花
SR-41	$C_{17}H_{26}O_{11}$	7.95		405.1401 (-0.2)		359.1331$[M-H-H_2O-CO]^-$	morroniside	红花
SR-42	$C_{18}H_{14}O_8$	8.06	359.0764 (0.7)	357.0599 (-4.7)	341.0658$[M+H-H_2O]^+$, 313.0725$[M+H-H_2O-CO]^+$, 295.0601$[M+H-2H_2O-CO]^+$, 267.0623$[M+H-2H_2O-2CO]^+$, 251.0724,221.0562,161.0602	313.0712$[M+H-CO_2]^-$, 269.0803$[M-H-2CO_2]^-$, 203.0327,159.0443, 109.0284	prolithospermic acid isomer	丹参

续上表

序号	分子式	保留时间(min)	$[M+H]^+$ (error,10^{-6})	$[M-H]^-$ (error,10^{-6})	正模式下二级碎片	负模式下二级碎片	化合物名称	药材归属
SR-43	$C_{27}H_{24}O_{13}$	8.25	557.1259 (-5.5)	555.1090 (-9.8)		$511.1191[M-H-CO_2]^-$, $493.1144[M-H-CO_2-H_2O]^-$, $313.0761[M-H-DS-CO_2]^-$, $295.0583[M-H-DS-CO_2-H_2O]^-$, $197.0428[DS-H]^-$, $185.0234,109.0283$	salvianolic acid K isomer	新生成成分
SR-44	$C_9H_8O_3$	8.57	165.0547 (0.2)	163.0405 (2.7)	$147.0446[M+H-H_2O]^+$, $119.0494[M+H-H_2O-CO]^+$, $91.0554[M+H-H_2O-2CO]^+$, 65.0412	$119.0498[M-H-CO_2]^-$, $93.0349[M-H-CO_2-C_2H_2]^-$, 65.0415	p-coumaric acid[a]	红花
SR-45	$C_{27}H_{24}O_{13}$	8.95	557.1292 (0.4)	555.1078 (-12)		$511.1246[M-H-CO_2]^-$, 493.1107, $295.0605[M-H-DS-CO_2-H_2O]^-$, $269.0821,197.0439[DS-H]^-$, 185.0239	salvianolic acid isomer	丹参
SR-46	$C_{27}H_{30}O_{17}$	8.98	627.1559 (0.5)	625.1375 (-5.6)	$465.1033[M+H-Glc]^+$, $303.0498[M+H-2Glc]^+$, 97.0290	$463.0860[M-H-Glc]^-$, $301.0355[M-H-2Glc]^-$, 271.0264	6-hydroxykaempferol-di-O-glucoside	红花

续上表

序号	分子式	保留时间 (min)	[M+H]$^+$ (error,10^{-6})	[M-H]$^-$ (error,10^{-6})	正模式下二级碎片	负模式下二级碎片	化合物名称	药材归属
SR-47	$C_{27}H_{30}O_{16}$	9.24	611.1610 (0.6)	609.1401 (-9.8)	449.1107[M+H-Glc]$^+$, 287.0561[M+H-2Glc]$^+$, 145.0685	447.0903[M-H-Glc]$^-$, 283.0233,255.0293	kaempferol-di-O-glucoside isomer	红花
SR-48	$C_{27}H_{24}O_{13}$	9.56		555.1108 (-6.5)		511.1260[M-H-CO$_2$]$^-$, 493.1132[M-H-CO$_2$-H$_2$O]$^-$, 295.0616[M-H-DS-CO$_2$-H$_2$O]$^-$, 271.0623,197.0435[DS-H]$^-$, 185.0241,109.0300	salvianolic acid B isomer	丹参
SR-49	$C_{18}H_{12}O_7$	9.58	341.0659 (0.8)	339.0478 (-9.6)	323.0534[M+H-H$_2$O]$^+$, 295.0592[M+H-H$_2$O-CO]$^+$, 277.0494[M+H-2H$_2$O-CO]$^+$, 249.0552[M+H-2H$_2$O-2CO]$^+$, 221.0571[M+H-2H$_2$O-3CO]$^+$, 187.0348,137.0222, 131.0493,109.0283	295.0574[M-H-CO$_2$]$^-$, 253.0495,225.0544	salvianolic acid G isomer	红花

续上表

序号	分子式	保留时间 (min)	[M+H]+ (error,10^{-6})	[M-H]- (error,10^{-6})	正模式下二级碎片	负模式下二级碎片	化合物名称	药材归属
SR-50	$C_{27}H_{24}O_{13}$	9.89		555.1108 (-6.5)		511.1262[M-H-CO_2]-, 493.1119[M-H-CO_2-H_2O]-, 313.0701[M-H-DS-CO_2]-, 295.0610[M-H-DS-CO_2-H_2O]-, 197.0438[DS-H]-, 185.0240,109.0289	salvianolic acid K	丹参
SR-51	$C_{27}H_{30}O_{16}$	10.02	611.1612 (0.9)	609.1421 (-6.5)	449.0963[M+H-Glc]+, 287.0552[M+H-2Glc]+	429.0828[M-H-Glc-H_2O]-, 285.0411[M-H-2Glc]-, 255.0288,227.0331	kaempferol-di-O-glucoside	红花
SR-52	$C_{27}H_{22}O_{12}$	10.25	539.1185 (0.1)	537.1005 (-6.3)	521.1066[M+H-H_2O]+, 323.0549[M+H-H_2O-DS]+, 297.0759[M+H-H_2O-DS-CO]+, 279.0648[M+H-2H_2O-DS-CO]+, 233.0586[M+H-3H_2O-DS-2CO]+,139.0385	493.1151[M-H-CO_2]-, 295.0612[M-H-CO_2-DS]-, 185.0245,109.0301	salvianolic acid H	丹参

续上表

序号	分子式	保留时间 (min)	$[M+H]^+$ (error, 10^{-6})	$[M-H]^-$ (error, 10^{-6})	正模式下二级碎片	负模式下二级碎片	化合物名称	药材归属
SR-53	$C_{27}H_{22}O_{12}$	10.60	539.1185 (0.1)	537.1005 (-6.3)	$521.1073[M+H-H_2O]^+$, $323.0551[M+H-H_2O-DS]^+$, $297.0760[M+H-H_2O-DS-CO]^+$, $279.0650[M+H-2H_2O-DS-CO]^+$, $261.0540[M+H-3H_2O-DS-CO]^+$, $233.0597[M+H-3H_2O-DS-2CO]^+$, 139.0387	$439.1145[M-H-CO_2]^-$, $295.0608[M-H-CO_2-DS]^-$, 185.0243,109.0298	salvianolic acid I	新生成成分
SR-54	$C_{24}H_{26}O_{13}$	10.82	523.1426 (-3.9)	521.1301 (0.1)	$361.0929[M+H-Glc]^+$, $163.0383[M+H-Glc-DS]^+$, $145.0273[M+H-Glc-DS-H_2O]^+$, 139.0394	$359.0779[M-H-Glc]^-$, $323.0777[M-H-Glc-2H_2O]^-$, $179.0349[M-H-Glc-CA]^-$, $161.0243[M-H-Glc-DS]^-$, 135.0448	salviaflaside	丹参
SR-55	$C_{21}H_{22}O_{11}$	10.85	451.1237 (0.4)	449.1020 (-5.4)	$289.0712[M+H-Glc]^+$, $169.0121[M+H-Glc-C_4H_8O_4]^+$, 147.0405,85.0300	$287.0550[M-H-Glc]^-$, 181.0146,165.9903, 153.0181	isocarthamin	红花

续上表

序号	分子式	保留时间 (min)	$[M+H]^+$ (error, 10^{-6})	$[M-H]^-$ (error, 10^{-6})	正模式下二级碎片	负模式下二级碎片	化合物名称	药材归属
SR-56	$C_{20}H_{18}O_{10}$	11.30	419.0975 (0.6)	417.0809 (-4.3)	$401.0780[M+H-H_2O]^+$, $221.0454[M+H-DS]^+$, 181.0475, $177.0559[M+H-DS-CO_2]^+$, $147.0440, 131.0493$	$373.0924[M-H-CO_2]^-$, 197.0465, $193.0521[M-H-CO_2-CA]^-$, 179.0364, $175.0415[M-H-CO_2-DS]^-$, $157.0314, 135.0476$, $129.0372, 123.0477$, 72.9971	salvianolic acid D[a]	丹参
SR-57	$C_{27}H_{30}O_{15}$	11.39	595.1163 (0.9)	593.1433 (-3.3)	499.1064, $433.1113[M+H-Glc]^+$, $287.0557[M+H-Glc-Rha]^+$, $255.0837, 129.0554$	327.0538, $285.0410[M-H-Glc-Rha]^-$, $284.0317, 255.0282$, 227.0363	kaempferol-O-rutinoside	红花
SR-58	$C_{18}H_{12}O_7$	11.51	341.0658 (0.7)	339.0496 (-4.1)	$323.0580[M+H-H_2O]^+$, $297.0858[M+H-CO_2]^+$, $281.0435, 203.0348$, 187.0372	$321.0396[M-H-H_2O]^-$, $295.0608[M-H-CO_2]^-$, $293.0465[M-H-H_2O-CO]^-$, $279.0306, 277.0518$, $251.0335, 223.0397$, 195.0480	salvianolic acid G	丹参

续上表

序号	分子式	保留时间(min)	[M+H]$^+$ (error,10^{-6})	[M−H]$^-$ (error,10^{-6})	正模式下二级碎片	负模式下二级碎片	化合物名称	药材归属
SR-59	$C_{28}H_{24}O_{12}$	11.78	553.1337 (−0.6)	551.1152 (−7.7)	293.0722, 263.1032, 181.0545	507.1254[M−H−CO$_2$]$^-$, 327.0882[M−H−CO$_2$−CA]$^-$, 309.0760,294.0530,277.0518, 197.0453[DS−H]$^-$, 185.0242,179.0349, 135.0466	monomethyl lithospermate	新生成分
SR-60	$C_{27}H_{29}NO_{13}$	11.97	576.1713 (0.2)	574.1481 (−4.9)	558.1550[M+H−H$_2$O]$^+$, 414.1146[M+H−Glc]$^+$, 354.0842, 294.0587[M+H−Glc−C$_4$H$_8$O$_4$]$^+$, 248.0565,246.0338, 244.0248,234.0412, 178.0519,147.0438	466.1072, 454.0925[M−H−C$_4$H$_8$O$_4$]$^-$, 364.0796[M−H−C$_3$H$_6$O$_3$−C$_4$H$_8$O$_4$]$^-$, 244.0229,16.0309	carthormin	红花
SR-61	$C_{18}H_{16}O_8$	12.15		359.0761 (−3.1)		197.0463[DS−H]$^-$, 179.0356[M−H−CA]$^-$, 161.0251[M−H−CA−H$_2$O]$^-$, 135.0465,123.0467, 72.9962	rosmarinic acid[a]	丹参

续上表

序号	分子式	保留时间 (min)	$[M+H]^+$ (error, 10^{-6})	$[M-H]^-$ (error, 10^{-6})	正模式下二级碎片	负模式下二级碎片	化合物名称	药材归属
SR-62	$C_{27}H_{22}O_{12}$	12.49	539.1184 (0.4)	537.1046 (1.5)	$521.0935[M+H-H_2O]^+$, $341.0665[M+H-DS]^+$, $323.0560[M+H-H_2O-DS]^+$, $295.0593[M+H-H_2O-DS-CO]^+$, 279.0586,249.0572, 179.0346,135.0390	$493.1098[M-H-CO_2]^-$, $313.0697[M-H-CO_2-CA]^-$, $295.0602[M-H-CO_2-DS]^-$, 185.0250,109.0310	lithospermic acid[a]	丹参
SR-63	$C_{18}H_{16}O_5$	12.81	313.1078 (2.3)		$295.0948[M+H-H_2O]^+$, $277.0862[M+H-2H_2O]^+$, $267.0650[M+H-H_2O-CO]^+$, 225.0525,197.0592, 169.0623,153.0680		tanshindiol A	丹参
SR-64	$C_{37}H_{32}O_{16}$	13.21		731.1618 (0.0)		$551.1216[M-H-CA]^-$, $533.1105[M-H-DS]^-$, $353.0654[M-H-DS-CA]^-$, $335.0559[M-H-2DS]^-$, 309.0719	9″-methyl lithospermate B	新生成成分
SR-65	$C_{36}H_{30}O_{16}$	13.46	719.1608 (0.4)	717.1482 (2.9)	$521.1042[M+H-DS]^+$, $341.0661[M+H-DS-CA]^+$, $323.0540[M+H-2DS]^+$, $295.0595[M+H-2DS-CO]^+$, $181.0490[CA+H]^+$	$519.0887[M-H-DS]^-$, $339.0498[M-H-DS-CA]^-$, $321.0299[M-H-2DS]^-$	salvianolic acid E	丹参/红花

续上表

序号	分子式	保留时间 (min)	$[M+H]^+$ (error,10^{-6})	$[M-H]^-$ (error,10^{-6})	正模式下二级碎片	负模式下二级碎片	化合物名称	药材归属
SR-66	$C_{36}H_{30}O_{16}$	13.89	719.1581 (-3.6)	717.1485 (3.3)		$519.0932[M-H-DS]^-$, $339.0510[M-H-DS-CA]^-$, $321.0409[M-H-2DS]^-$, 295.0596	salvianolic acid B[a]	丹参
SR-67	$C_{29}H_{26}O_{12}$	13.95		565.1352 (0.1)		$519.0909[M-H-CH_3,CH_2OH]^-$, $367.0823[M-H-DS]^-$, $321.0417[M-H-DS-CH_3,CH_2OH]^-$, $293.0431[M-H-DS-CH_3,CH_2OH-CO]^-$, $245.0453,109.0286$	ethyl lithospermate	新生成成分
SR-68	$C_{36}H_{30}O_{16}$	14.11	719.1587 (-2.7)	717.1490 (4.1)	$521.1069[M+H-DS]^+$, $323.0549[M+H-2DS]^+$, $295.0607[M+H-2DS-CO]^+$, $181.0491[CA+H]^+$	$519.0940[M-H-DS]^-$, $339.0520[M-H-DS-CA]^-$, $321.0410[M-H-2DS]^-$, $295.0619,185.0246$	salvianolic acid L	丹参
SR-69	$C_{19}H_{18}O_8$	14.35		373.0923 (-1.6)		$179.0336[CA-H]^-$, 135.0446	romarinic acid methyl ester	丹参
SR-70	$C_{26}H_{22}O_{10}$	14.45		493.1145 (0.9)		$313.0704[M-H-CA]^-$, $295.0594[M-H-DS]^-$, $185.0250[M-H-DS-C_6H_6O_2]^-$, $159.0455[M-H-DS-C_6H_6O_2-C_2H_2]^-$, $135.0457,109.0306$	salvianolic acid A[a]	丹参

续上表

序号	分子式	保留时间(min)	$[M+H]^+$ (error,10^{-6})	$[M-H]^-$ (error,10^{-6})	正模式下二级碎片	负模式下二级碎片	化合物名称	药材归属
SR-71	$C_{18}H_{16}O_5$	14.66	313.1071 (2.3)		295.0944[M+H-H$_2$O]$^+$，277.0874[M+H-2H$_2$O]$^+$，267.0979[M+H-H$_2$O-CO]$^+$，249.0904[M+H-2H$_2$O-CO]$^+$，169.0647,151.1099,95.0464		tanshindiol B	丹参
SR-72	$C_{37}H_{32}O_{16}$	14.79		731.1628 (1.4)		533.1121[M-H-DS]$^-$，353.0656[M-H-DS-CA]$^-$，335.0561[M-H-2DS]$^-$，309.0742	9″-methyl lithospermate B/isomer	丹参
SR-73	$C_{26}H_{22}O_{10}$	14.96	495.1279 (-1.4)	493.1144 (0.7)	269.0822[M+H-DS-CO]$^+$，251.0695[M+H-DS-CO-H$_2$O]$^+$，223.0742[M+H-DS-2CO-H$_2$O]$^+$，205.0655,181.0448,143.0461,139.0379,135.0457,111.0401	313.0704[M-H-CA]$^-$，295.0613[M-H-DS]$^-$，185.0240[M-H-DS-C$_6$H$_6$O$_2$]$^-$，159.0448[M-H-DS-C$_6$H$_6$O$_2$-C$_2$H$_2$]$^-$，109.0297	isosalvianolic acid A	新生成分
SR-74	$C_{26}H_{20}O_{10}$	15.46	493.1129 (0.6)	491.0989 (1.0)	313.0688[M+H-CA]$^+$，295.0604[M+H-DS]$^+$，267.0696,135.0178	311.0560[M-H-CA]$^-$，293.0454[M-H-DS]$^-$，265.0505[M-H-DS-CO]$^-$，249.0562[M-H-DS-CO$_2$]$^-$，197.0044[DS-H]$^-$，135.0457	salvianolic acid C isomer	丹参

续上表

序号	分子式	保留时间 (min)	[M+H]+ (error,10^-6)	[M-H]- (error,10^-6)	正模式下二级碎片	负模式下二级碎片	化合物名称	药材归属
SR-75	$C_{29}H_{26}O_{12}$	15.80		565.1352 (-0.7)		519.0821[M-H-CH_3,CH_2OH]-, 367.0766[M-H-DS]-, 321.0389[M-H-DS-CH_3,CH_2OH]-, 293.0477[M-H-DS-CH_3, CH_2OH-CO]-, 245.0424, 197.0503, 135.0460, 109.0313	ethyl lithospermate isomer	新生成成分
SR-76	$C_{26}H_{20}O_{10}$	16.75		491.0986 (0.5)		311.0529[M-H-CA]-, 293.0433[M-H-DS]-, 265.0467[M-H-DS-CO]-, 249.0433[M-H-DS-CO_2]-, 247.0391[M-H-DS-CO-H_2O]-, 135.0447	salvianolic acid C	丹参
SR-77	$C_{18}H_{18}O_4$	17.49	299.1282 (1.4)		281.1169[M+H-H_2O]+, 263.1067[M+H-2H_2O]+, 251.1059, 235.1104[M+H-2H_2O-CO]+, 192.0918, 165.0687		phenanthro[1,2-b]furan-10,11-dione,1,2,6,7,8,9-hexahydro-6-hydroxy-1,6-dimethyl-	丹参

续上表

序号	分子式	保留时间 (min)	[M＋H]⁺ (error,10⁻⁶) [M－H]⁻ (error,10⁻⁶)	正模式下二级碎片	负模式下二级碎片	化合物名称	药材归属
SR－78	$C_{19}H_{20}O_4$	17.91	313.1434 (0.2)	295.1247[M＋H－H$_2$O]⁺, 269.1547, 267.1358[M＋H－H$_2$O－CO]⁺, 253.0864,249.1241, 225.2208[M＋H－H$_2$O－CO－C$_3$H$_6$]⁺, 199.0749, 197.1349[M＋H－H$_2$O－2CO－C$_3$H$_6$]⁺, 171.0818,169.1022, 155.1316,141.0675, 128.0635,115.1976		17-hydroxycrypto tanshinone	丹参
SR－79	$C_{19}H_{20}O_3$	17.99	297.1485 (1.0)	253.1579, 251.14238[M＋H－H$_2$O－CO]⁺, 237.0906,211.1104, 181.1008,165.0694, 155.0847,141.0701, 128.0617		tanshinone	丹参

续上表

序号	分子式	保留时间(min)	$[M+H]^+$ (error,10^{-6})	$[M-H]^-$ (error,10^{-6})	正模式下二级碎片	负模式下二级碎片	化合物名称	药材归属
SR-80	$C_{19}H_{20}O_4$	18.42	313.1437 (0.8)		$295.1354[M+H-H_2O]^+$, 277.1546, $267.1346[M+H-H_2O-CO]^+$, 249.1302, $225.2198[M+H-H_2O-CO-C_3H_6]^+$, $197.1333[M+H-H_2O-2CO-C_3H_6]^+$		hydroxycryptotanshinone isomer	丹参
SR-81	$C_{19}H_{20}O_4$	20.27	313.1435 (1.3)		$295.1317[M+H-H_2O]^+$, $277.1532[M+H-2H_2O]^+$, $249.1198[M+H-2H_2O-CO]^+$, 225.1040		3-hydroxycryptotan shinone	丹参
SR-82	$C_{19}H_{20}O_3$	23.09	297.1487 (0.5)		$269.1538[M+H-CO]^+$, 253.1577, $251.1426[M+H-H_2O-CO]^+$, 237.0904, $223.1109[M+H-H_2O-2CO]^+$, 211.1130,181.1000, 165.0690,141.0692, 128.0618		unknown tanshinone	丹参

注:DS—丹参素; CA—咖啡酸; Glc—葡萄糖; a经对照品确证。

第三节　基于网络药理学的丹红注射液治疗心脑血管疾病的靶点预测

【方法】

（一）丹红注射液化学成分数据库

本章第二节已采用 UFLC-Q-TOF-MS/MS 技术，共确证和指认了丹红注射液中 82 个化学成分，包括 2 种生物碱、3 种核苷、6 种氨基酸、5 种有机酸、4 种环烯醚萜苷、7 种黄酮、5 种醌式查尔酮、39 种酚酸、8 种丹参酮及 3 种其他化合物。绘制各化学成分的分子结构，将其储存为 mol 格式，作为分子对接的配体，用于下一步分析。

（二）心脑血管疾病相关靶点数据库

利用已有的心脑血管疾病相关靶点数据库，进行分子对接计算。该数据库包括 984 个候选蛋白靶点，涉及血栓形成、内皮功能、能量代谢、炎症反应、氧化应激等多个与心脑血管疾病相关的病理机制[1]。

（三）丹红注射液化学成分的靶点预测

采用计算机模拟分子对接的方法，以蛋白质 - 配体复合物的晶体结构为中心，参考缺省参数进行各化学成分与各候选蛋白靶点的分子对接。以 Surflex - Dock 预测的分子受体和配体的最佳对接姿态的结合能作为评价参数，将与每个分子配体（各化学成分）结合能大于 6 的分子受体（各候选蛋白靶点）作为潜在靶点，用于构建成分 - 靶点网络和后续的实验验证[2]。

（四）网络的构建与分析

利用 Cytoscape3.3.0 软件（http：//www. cytoscape. org/）对计算结果进行可视化处理，构建成分 - 靶点网络。应用 Cytoscape 软件中的 ClueGO 插件，对丹红注射液抗血栓作用相关靶点进行 KEGG 信号通路分析，设定 $P < 0.05$。

【结果】

（一）丹红注射液治疗心脑血管疾病的潜在作用靶点及活性成分

丹红注射液中 82 个化学成分分别与 984 个蛋白靶点进行分子对接，共筛选出 470 个潜在作用靶点和 64 个活性化学成分，主要的潜在靶点及活性成分如表 1-3、表 1-4 所示。

蛋白靶点关联的丹红注射液化学成分个数越多，说明丹红成分对该靶点有较强的结合作用，提示该靶点可能是丹红注射液的主要药效靶点。由表 1-3 可以看出，关联化合物个数排名靠前的靶点主要有：与炎症反应相关的 PDE5A、PDE4D、MK14，与肾素-血管紧张素系统相关的 ACE（血管紧张素转化酶）、RENI（肾素），与凝血过程相关的 FA10（凝血因子 X）、ANT3（SERPINC1，抗凝血酶）、PAFA，与纤溶系统相关的 PROC（蛋白 C—凝血因子 VA 及 VIIIA 抑制剂），与脂代谢相关的 HMDH，与内皮功能相关的 NOS3，以及与血氧代谢相关的 HMOX1。以上靶点与丹红注射液化学成分关系最为密切。

由表 1-4 可知，丹红注射液中关联靶点个数较多的成分主要为 salvianolic acid H、salvianolic acid I、salvianolic acid A 等丹酚酸类，其次为 kaempferol-O-rutinoside、kaempferol-di-O-glucoside 等黄酮类及醌式查尔酮 cartormin、isocarthamin。这些成分可能是丹红注射液治疗心血管疾病的主要活性成分。

利用 Cytoscape3.3.0 软件对计算结果进行可视化处理，构建成分-靶点网络，如图 1-2 所示。

表 1-3 丹红注射液 82 个化学成分的潜在作用靶点（关联化合物数≥10）

序号	靶点	靶点名称	关联化合物个数
1	RENI	renin	45
2	PDE5A	cGMP-specific 3′, 5′-cyclic phosphod	45
3	HMDH	3-hydroxy-3-methylglutaryl-coenzyme A reductase	43
4	GDN	glia-derived nexin	43
5	PDE4D	cAMP-specific 3′, 5′-cyclic phosphodiesterase 4D	41
6	FOLH1	glutamate carboxypeptidase 2	41
7	ACE	angiotensin-converting enzyme	37
8	DPP4	dipeptidyl peptidase 4	35
9	ANT3	antithrombin-III	35
10	MK14	mitogen-activated protein kinase 14	34
11	PROC	vitamin K-dependent protein C	33

续上表

序号	靶点	靶点名称	关联化合物个数
12	5NTC	cytosolic purine 5′-nucleotidase	31
13	CAN7	calpain-7	29
14	NOS3	nitric oxide synthase, endothelial	28
15	PAFA	platelet-activating factor acetylhydrolase	28
16	FA10	coagulation factor X	27
17	FLNA	filamin-A	27
18	HMOX1	heme oxygenase 1	27
19	KCRB	creatine kinase B-type	27
20	EGFR	epidermal growth factor receptor	26
21	PAI1	plasminogen activator inhibitor 1	23
22	REL1	prorelaxin H1	23
23	FA7	coagulation factor VII	22
24	PPARA	peroxisome proliferator-activated receptor alpha	22
25	FOS	proto-oncogene c-Fos	21
26	PPARD	peroxisome proliferator-activated receptor delta	21
27	RAGE	advanced glycosylation end product-specific receptor	21
28	ANGT	angiotensinogen	20
29	ACVL1	serine/threonine-protein kinase receptor R3	19
30	ACVR1	activin receptor type-1	19
31	ALBU	serum albumin	19
32	CATA	catalase	19
33	CHLE	cholinesterase	19
34	AKT1	RAC-alpha serine/threonine-protein kinase	18
35	CN37	2′, 3′-cyclic-nucleotide 3′-phosphodiesterase	17
36	DHX36	ATP-dependent RNA helicase DHX36	17
37	5HT1B	5-hydroxytryptamine receptor 1B	16
38	ACDSB	Short/branched chain specific acyl-CoA dehydrogenase, mitochondrial	16
39	AMPN	aminopeptidase N	16
40	ANXA6	annexin A6	16
41	BMPR2	bone morphogenetic protein receptor type-2	16
42	ERAP1	endoplasmic reticulum aminopeptidase 1	16

续上表

序号	靶点	靶点名称	关联化合物个数
43	GSTT1	glutathione S-transferase theta-1	16
44	HS90A	heat shock protein HSP 90-alpha	16
45	KCC1A	calcium/calmodulin-dependent protein kinase type 1	16
46	MED15	mediator of RNA polymerase II transcription subunit 15	16
47	CANT1	soluble calcium-activated nucleotidase 1	15
48	CRIM1	cysteine-rich motor neuron 1 protein	15
49	HNMT	histamine N-methyltransferase	15
50	P2RX4	P2X purinoceptor 4	15
51	RBBP7	histone-binding protein RBBP7	15
52	BMI1	polycomb complex protein BMI-1	14
53	HSP76	heat shock 70 kDa protein 6	14
54	IKKB	inhibitor of nuclear factor kappa-B kinase subunit beta	14
55	MUC18	cell surface glycoprotein MUC18	14
56	NTRK1	high affinity nerve growth factor receptor	14
57	SAMH1	deoxynucleoside triphosphate triphosphohydrolase SAMHD1	14
58	CHK2	serine/threonine-protein kinase Chk2	13
59	CLK2	dual specificity protein kinase CLK2	13
60	DNLI4	DNA ligase 4	13
61	GAB1	GRB2-associated-binding protein 1	13
62	JAK1	tyrosine-protein kinase JAK1	13
63	PDE6C	cone cGMP-specific 3′, 5′-cyclic phosphodiesterase subunit alpha′	13
64	PTN6	tyrosine-protein phosphatase non-receptor type 6	13
65	ACADV	very long-chain specific acyl-CoA dehydrogenase, mitochondrial	12
66	ANF	natriuretic peptides A	12
67	ANGP2	angiopoietin-2	12
68	APAF	apoptotic protease-activating factor 1	12
69	AVR2A	activin receptor type-2A	12
70	BPI	bactericidal permeability-increasing protein	12
71	CDK4	cyclin-dependent kinase 4	12
72	CDK6	cyclin-dependent kinase 6	12
73	CHIT1	chitotriosidase-1	12

续上表

序号	靶点	靶点名称	关联化合物个数
74	CP7B1	25-hydroxycholesterol 7-alpha-hydroxylase	12
75	DPOG1	DNA polymerase subunit gamma-1	12
76	HPSE	heparanase	12
77	IL12B	interleukin-12 subunit beta	12
78	MP2K1	dual specificity mitogen-activated protein kinase kinase 1	12
79	PTH1R	parathyroid hormone/parathyroid hormone-related peptide receptor	12
80	RAN	GTP-binding nuclear protein Ran	12
81	RENT1	regulator of nonsense transcripts 1	12
82	ALDH2	aldehyde dehydrogenase，mitochondrial	11
83	ALK	ALK tyrosine kinase receptor	11
84	ANXA2	annexin A2	11
85	ARK73	aflatoxin B1 aldehyde reductase member 3	11
86	AVR2B	activin receptor type-2B	11
87	CNMD	leukocyte cell-derived chemotaxin 1	11
88	CP1A1	cytochrome P450 1A1	11
89	EPHA3	ephrin type-A receptor 3	11
90	FA5	coagulation factor V	11
91	GSTO1	glutathione S-transferase omega-1	11
92	ITAV	integrin alpha-V	11
93	MEX3C	RNA-binding E3 ubiquitin-protein ligase MEX3C	11
94	MP2K4	mitogen-activated protein kinase kinase kinase 4	11
95	NEP	neprilysin	11
96	PTGIS	prostacyclin synthase	11
97	ROS1	proto-oncogene tyrosine-protein kinase ROS	11
98	SAHH	adenosylhomocysteinase	11
99	SBP1	selenium-binding protein 1	11
100	B3AT	band 3 anion transport protein	10
101	B3GA1	galactosylgalactosylxylosylprotein 3-beta-glucuronosyltransferase 1	10
102	C163A	scavenger receptor cysteine-rich type 1 protein M130	10
103	CP2CJ	cytochrome P450 2C19	10
104	ESYT3	extended synaptotagmin-3	10

续上表

序号	靶点	靶点名称	关联化合物个数
105	FA9	coagulation factor IX	10
106	FGF1	fibroblast growth factor 1	10
107	FGFR1	fibroblast growth factor receptor 1	10
108	HYES	bifunctional epoxide hydrolase 2	10
109	IL4RA	interleukin-4 receptor subunit alph...	10
110	LDHA	L-lactate dehydrogenase A chain	10
111	NOL4	nucleolar protein 4	10
112	PITM2	membrane-associated phosphatidylinositol transfer protein 2	10
113	PLK2	serine/threonine-protein kinase PLK2	10
114	RAF1	RAF proto-oncogene serine/threonine-protein kinase	10
115	RFNG	beta-1，3-N-acetylglucosaminyltransferase radical fringe	10
116	ROCK2	Rho-associated protein kinase 2	10

表 1-4　丹红注射液的潜在活性成分（关联靶点数≥10）

化合物编号	化合物名称	关联靶点个数
SR-52	salvianolic acid H	203
SR-53	salvianolic acid I	199
SR-70	salvianolic acid A	196
SR-65	salvianolic acid E	174
SR-66	salvianolic acid B	160
SR-56	salvianolic acid D	157
SR-50	salvianolic acid K	152
SR-59	monomethyl lithospermate	152
SR-58	salvianolic acid G	145
SR-62	lithospermic acid	142
SR-61	rosmarinic acid	109
SR-76	salvianolic acid C	105
SR-67	ethyl lithospermate	101
SR-68	salvianolic acid L	92
SR-57	kaempferol-O-rutinoside	78
SR-41	morroniside	77
SR-60	cartormin	75

续上表

化合物编号	化合物名称	关联靶点个数
SR－51	kaempferol-di-O-glucoside	54
SR－25	prolithospermic acid	53
SR－34	ixoroside	53
SR－54	salviaflaside	47
SR－55	isocarthamin	43
SR－30	chlorogenic acid	41
SR－20	tryptophane	41
SR－69	romarinic acid methyl ester	37
SR－28	hydroxysafflor yellow A	34
SR－73	isosalvianolic acid A	31
SR－31	6－hydroxykaempferol-tri-O-glucoside	31
SR－46	6－hydroxykaempferol-di-O-glucoside	30
SR－36	quercetin-di-O-glucoside	29
SR－64	9″－methyl lithospermate B	25
SR－74	salvianolic acid C isomer	21
SR－77	phenanthro［1，2-b］furan-10，11-dione，1，2，6，7，8，9-hexahydro-6-hydroxy-1，6-dimethyl-	21
SR－04	uridine	20
SR－40	roseoside	20
SR－26	caffic acid-O-hexoside	18
SR－27	coumaric acid-O-hexoside	18
SR－21	3，4－dihydroxybenzenepropionic acid	17
SR－16	danshensu	17
SR－09	adenosine	16
SR－32	syringin	15
SR－02	adenine	14
SR－78	17－hydroxycryptotanshinone	11
SR－71	tanshindiol B	11
SR－63	tanshindiol A	11
SR－23	nochlorogenic acid	10
SR－33	caffeic acid	10
SR－81	3－hydroxycryptotanshinone	10

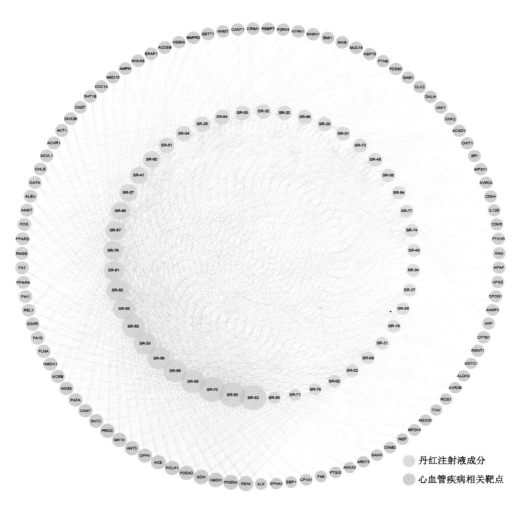

图1-2　丹红注射液治疗心血管疾病的成分-靶点网络（关联度≥10）

（二）丹红注射液潜在作用靶点的信号通路富集分析

利用 Cytoscape 软件中的 ClueGO 插件，对丹红注射液潜在作用靶点涉及的 KEGG 信号通路进行分析，以进一步解读计算结果的生物学意义及靶点间的相互关联。富集结果如表1-5所示，丹红注射液潜在作用靶点主要富集于：炎症与免疫相关的 antigen processing and presentation、B cell receptor signaling pathway 等通路，凝血过程相关的 complement and coagulation cascades 通路，心血管疾病相关的 fluid shear stress and atherosclerosis 通路，内皮功能相关的 focal adhesion 等通路，以及关键的信号转导通路 PI3K-Akt signaling pathway、MAPK signaling pathway、TNF signaling pathway、Rap1 signaling pathway。构建成分-靶点-信号通路三级网络，如图1-3所示。

表 1-5 丹红注射液在作用潜在靶点的信号通路富集结果

KEGG_ID	Pathway	P Value Corrected with Bonferroni	Associated Targets%	Nr. Targets	Associated Targets
04612	antigen processing and presentation	1.06E-04	20.78	16	CD74, CD8A, CTSL, HLA-A, HLA-B, HLA-DOA, HLA-DQA1, HLA-DRB4, HLA-E, HSP90AA1, HSP90AB1, HS-PA1L, HSPA6, HSPA8, KIR2DL1
04662	B cell receptor signaling pathway	5.94E-06	23.94	17	AKT1, CD79B, FCGR2B, FOS, HRAS, IKBKB, KRAS, LYN, MAP2K1, NFKB1, NRAS, PIK3R1, PLCG2, PRKCB, PTPN6, RAC1, RAF1
04610	complement and coagulation cascades	5.46E-06	22.78	18	C8A, C8G, CFB, F10, F12, F5, F7, F9, FGA, FGG, KNG1, MASP2, PROC, PROCR, SERPINC1, SERPIND1, SERPINE1, SERPING1
04060	cytokine-cytokine receptor interaction	3.06E-09	15.56	42	ACVR1, ACVR2A, ACVR2B, BMP2, BMPR1B, BMPR2, CCL18, CCL2, CCR1, CD70, CSF1, CSF3R, CXCL11, CXCL5, EGFR, FLT3, GHR, HGF, IFNAR2, IFNGR1, IL10RA, IL10RB, IL12B, IL1R2, IL2, IL21, IL21R, IL23A, IL2RA, IL2RG, IL4, IL4R, IL6, IL6R, IL6ST, KIT, LIFR, OSM, PDGFA, PDGFB, PDGFRA, PDGFRB
05418	fluid shear stress and atherosclerosis	8.69E-13	23.94	34	ACVR1, ACVR2A, ACVR2B, AKT1, BMPR1B, BMPR2, CCL2, CTSL, FOS, GSTM1, GSTM3, GSTO1, GSTO2, GSTT1, HMOX1, HSP90AA1, HSP90AB1, HSP90B1, IKBKB, IL1R2, ITGA2B, ITGAV, MAP2K4, MAPK14, MMP2, MMP9, NFKB1, NOS3, PDGFA, PDGFB, PIK3R1, RAC1, SELE, TP53

续上表

KEGG_ID	Pathway	P Value Corrected with Bonferroni	Associated Targets%	Nr. Targets	Associated Targets
04510	focal adhesion	1.43E−06	15.58	31	AKT1, BIRC2, CCND2, CCND3, COL4A1, COL6A1, EGFR, ERBB2, FLNA, HGF, HRAS, IGF1, ILK, ITGA2, ITGA2B, ITGA4, ITGA5, ITGAV, ITGB1, ITGB5, MAP2K1, PDGFA, PDGFB, PDGFRA, PDGFRB, PIK3R1, PRKCB, PTEN, RAC1, RAF1, ROCK2
04640	hematopoietic cell lineage	6.72E−10	25.77	25	ANPEP, CD3E, CD3G, CD44, CD8A, CSF1, CSF3R, FCER2, FLT3, HLA-DMA, HLA-DOA, HLA-DQA1, HLA-DRB4, IL1R2, IL2RA, IL4, IL4R, IL6, IL6R, ITGA2, ITGA2B, ITGA4, ITGA5, KIT, MME
04066	HIF−1 signaling pathway	1.16E−08	23.76	24	AKT1, ANGPT1, ANGPT2, EGFR, EGLN1, ENO1, ENO2, ERBB2, HMOX1, IFNGR1, IGF1, IL6, IL6R, INSR, LDHA, MAP2K1, NFKB1, NOS2, NOS3, NPPA, PIK3R1, PLCG2, PRKCB, SERPINE1
04010	MAPK signaling pathway	1.21E−04	12.55	32	AKT1, CACNA1C, EGFR, FGF1, FGFR1, FLNA, FOS, HRAS, HSPA1L, HSPA6, HSPA8, HSPB1, IKBKB, IL1R2, KRAS, MAP2K1, MAP2K4, MAPK14, MAPKAPK2, NFKB1, NGF, NRAS, NTRK1, PDGFA, PDGFB, PDGFRA, PDGFRB, PRKCB, RAC1, RAF1, RPS6KA2, TP53
04650	natural killer cell mediated cytotoxicity	1.66E−05	17.29	23	FCGR3A, FCGR3B, GZMB, HLA-A, HLA-B, HLA-E, HRAS, IFNAR2, IFNGR1, ITGAL, KIR2DL1, KRAS, LCK, MAP2K1, NCR3, NRAS, PIK3R1, PLCG2, PRF1, PRKCB, PTPN6, RAC1, RAF1

续上表

KEGG_ID	Pathway	P Value Corrected with Bonferroni	Associated Targets%	Nr. Targets	Associated Targets
04115	p53 signaling pathway	6.59E-04	20.29	14	APAF1, CASP9, CCND2, CCND3, CDK4, CDK6, CDKN2A, CHEK2, IGF1, MDM2, PTEN, SERPINE1, SFN, TP53
04151	PI3K-Akt signaling pathway	2.08E-16	17.54	60	AKT1, ANGPT1, ANGPT2, CASP9, CCND2, CCND3, CDK4, CDK6, CHRM2, COL4A1, COL6A1, CSF1, CSF3R, EGFR, FGF1, FGFR1, GHR, HGF, HRAS, HSP90AA1, HSP90AB1, HSP90B1, IFNAR2, IGF1, IKBKB, IL2, IL2RA, IL2RG, IL4, IL4R, IL6, IL6R, INSR, ITGA2, ITGA2B, ITGA4, ITGA5, IT-GAV, ITGB1, ITGB5, JAK1, KIT, KRAS, MAP2K1, MDM2, NFKB1, NGF, NOS3, NRAS, OSM, PDGFA, PDGFB, PDGFRA, PDGFRB, PIK3R1, PTEN, RAC1, RAF1, TP53, YWHAZ
04015	Rap1 signaling pathway	1.42E-06	15.24	32	ADORA2A, AKT1, ANGPT1, ANGPT2, CSF1, EGFR, FGF1, FGFR1, GNAI1, GNAQ, HGF, HRAS, IGF1, INSR, ITGA2B, IT-GAL, ITGB1, KIT, KRAS, MAP2K1, MAPK14, NGF, NRAS, PDGFA, PDGFB, PDGFRA, PDGFRB, PIK3R1, PRKCB, PRKD1, RAC1, RAF1
04014	Ras signaling pathway	9.16E-05	13.22	30	AKT1, ANGPT1, ANGPT2, CSF1, EGFR, FGF1, FGFR1, GAB1, HGF, HRAS, IGF1, IKBKB, INSR, KIT, KRAS, MAP2K1, NFKB1, NGF, NRAS, PDGFA, PDGFB, PDGFRA, PDGFRB, PIK3R1, PLA2G10, PLCG2, PLD1, PRKCB, RAC1, RAF1

续上表

KEGG_ID	Pathway	P Value Corrected with Bonferroni	Associated Targets%	Nr. Targets	Associated Targets
04071	sphingolipid signaling pathway	1.42E-04	16.95	20	ABCC1、AKT1、GNAI1、GNAQ、HRAS、KRAS、MAP2K1、MAPK14、MS4A2、NFKB1、NOS3、NRAS、PIK3R1、PLD1、PRKCB、PTEN、RAC1、RAF1、ROCK2、TP53
04660	T cell receptor signaling pathway	1.59E-05	19.42	20	AKT1、CD3E、CD3G、CD8A、CDK4、FOS、HRAS、IKBKB、IL2、IL4、KRAS、LCK、MAP2K1、MAPK14、NFKB1、NRAS、PIK3R1、PRKCQ、PTPN6、RAF1
04668	TNF signaling pathway	6.09E-04	16.67	18	AKT1、BCL3、BIRC2、CCL2、CSF1、CXCL5、FOS、IKBKB、IL6、MAP2K1、MAP2K4、MAPK14、MMP14、MMP3、MMP9、NFKB1、PIK3R1、SELE

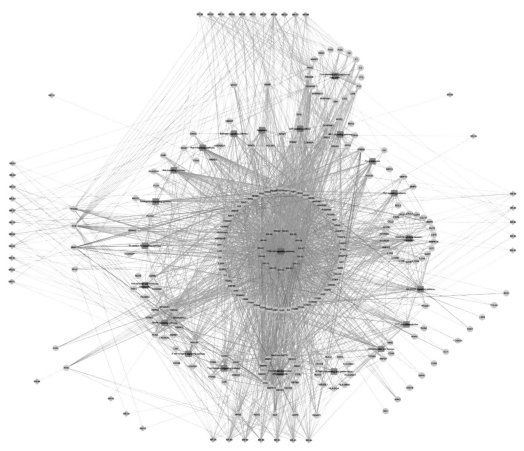

图 1 - 3　丹红注射液治疗心血管疾病的成分 - 靶点 - 通路网络

同时，根据成分 - 靶点、靶点 - 信号通路间的联系，通过统计各信号通路中与各成分有相互作用的靶点个数，挖掘丹红注射液成分与信号通路间的关联，如图 1 - 4 所示。结果表明：关键的信号转导通路 PI3K-Akt signaling pathway、MAPK signaling pathway、TNF signaling pathway、Rap1 signaling pathway、HIF - 1 signaling pathway，与酚酸、黄酮等多类成分均有较强的关联。此外，酚酸类成分较侧重炎症与免疫相关的通路，如 antigen processing and presentation、B cell receptor signaling pathway 等。黄酮类成分较侧重凝血过程相关的通路 complement and coagulation cascades。而丹红注射液中的氨基酸、核苷、有机酸、丹参酮等成分关联的靶点数则较少。

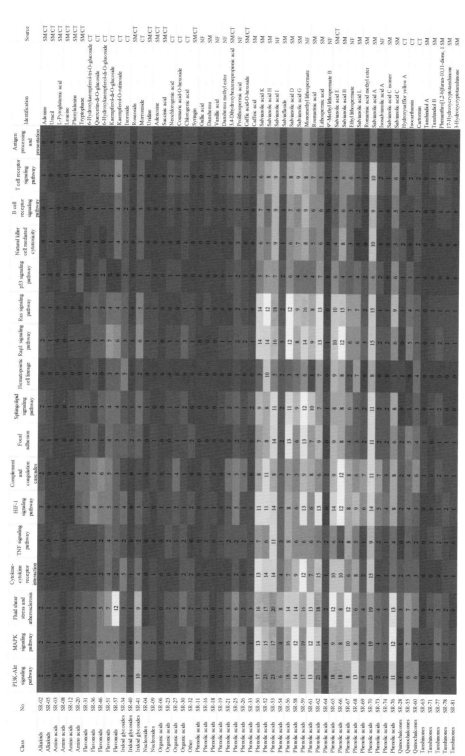

图1-4　丹红注射液活性成分作用靶点在心血管疾病信号通路中的分布（表格中数字为靶点个数）

（三）小结

通过将丹红注射液化学成分与心血管疾病相关靶点进行分子对接，获得存在相互作用的成分－靶点对应关系，筛选出丹红注射液的潜在作用靶点及活性成分；进一步对潜在作用靶点进行信号通路富集分析，探讨其生物学意义及靶点间的相互关联；将计算结果整合并可视化处理，构建了丹红注射液治疗心血管疾病的成分－靶点－通路网络（图1－3）。对结果综合分析，丹红注射液的潜在作用靶点涉及细胞信号转导、免疫与炎症、凝血级联反应、内皮功能等多方面的生物过程，这也体现了中药多成分、多靶点综合调控的作用特点。

在信号转导方面，丹红注射液靶点主要富集于 PI3K-Akt 信号通路和 MAPK 信号通路。二者均为细胞内重要的信号转导途径，参与调控炎症、氧化应激、凋亡、细胞周期等多种病理生理过程，在多种心血管疾病的发生发展中起着重要作用。丹红其他方面的信号通路也与这两条通路有密切的联系。

PI3K-Akt 信号通路介导的与心血管疾病相关的生物学效应，主要有以下四个方面：①调控细胞凋亡、增殖和分化；②调控免疫与炎症，许多炎症因子，如白细胞介素－6（IL－6）、肿瘤坏死因子－α（TNF－α）等的表达，都可受 PI3K 信号的诱导[3-4]；③调控 eNOS 磷酸化从而影响内源性 NO 的产生，NO 作为血管性疾病的重要调节剂，具有促进内皮再生、血管舒张、血小板黏附等作用，在内皮功能的调节中起重要作用，已被当作动脉粥样硬化的药理学靶点[5-6]；④调节脂代谢、糖代谢和能量代谢，过氧化物酶体增殖物激活受体（PPARD）等核转录因子，可激活 PI3K 信号通路，从而调节代谢[7]。

MAPK 信号通路也是细胞内主要的信息传递途径之一。MAPK14 所属的 p38MAPK 家族，是缺血再灌注后心肌凋亡信号转导的一个关键因子[8]。通过 p38MAPK 也可减少 TNF－α 生成，从而抑制炎症反应及心肌细胞凋亡，减轻心肌损伤及重构[9]。此外，炎症因子、生长因子（如 PDGF）等分泌及表达紊乱，可激活 p38MAPK 引起血管平滑肌细胞基因表达改变，促进血管平滑肌细胞从中膜进入内膜并发生增殖，导致动脉粥样硬化的发生和发展[10]。

丹红注射液靶点涉及多个炎症反应和自身免疫相关的信号通路，例如，cyto-kine-cytokine receptor interaction、antigen processing and presentation 等。目前的研究发现，心肌炎、扩张型心肌病、动脉粥样硬化、急性心肌梗死、高血压等多种疾病的发生和发展，炎症反应和自身免疫可能起到重要作用。

丹红注射液在凝血级联反应通路中的靶点，如 FA10、ANT3（SERPINC1）、PAFA、PROC 等，涉及凝血、纤溶、血小板聚集等方面，也与丹红注射液抗血栓靶点的预测结果一致。

综合成分与靶点及通路间的关联进行分析，丹红注射液治疗心血管疾病的主要活性成分主要为 salvianolic acid H、salvianolic acid I、salvianolic acid A 等丹酚酸类，其次为 kaempferol-*O*-rutinoside、kaempferol-di-*O*-glucoside 等黄酮类及醌式查尔酮 cartormin、isocarthamin。这几类成分与计算得出的关键信号转导通路均有较强的关联。此外，酚酸类成分较侧重炎症与免疫相关的通路，而黄酮类成分较侧重凝血反应相关的通路。丹酚酸类成分来源于丹参药材，黄酮及查尔酮成分来源于红花药材，这也体现出药味间相互协作。

第四节　丹红注射液对急性血瘀大鼠免疫炎症等指标的影响

本团队药理实验表明，丹红注射液在血液流变、凝血功能、血小板聚集等方面具有明显的药效作用[11]。血瘀常伴的血管内皮损伤、自由基堆积、炎症反应、肝肾损伤会进一步促进血瘀的发生[12]，而丹红注射液的潜在作用靶点也涉及细胞信号转导、免疫与炎症、凝血级联反应、内皮功能等多方面的生理过程。因此，本节从多个药理学方面选择药效指标，尽可能全面地考察丹红注射液对机体的保护与改善作用，阐述其多靶点 - 多效应的作用机制。

【实验材料】

（一）仪器

十万分之一电子天平（Sartorius，BP211D）；超低温冰箱（Haier，BCD-568W）；冷冻离心机（Eppendorf，5430R、TD5A - WS、TDL - 5M）；罗氏 P800 全自动生化分析仪（Roche，MODULAR P800）。

（二）试药

丹红注射液（山东丹红制药有限公司，批号：20170812）；阿司匹林肠溶片（拜耳医药保健有限公司，批号：BJ33244）；盐酸肾上腺素注射液（四川恒通动物制药有限公司，批号：160901）；水合氯醛（广州化学试剂厂）；生理盐水（湖南科伦制药有限公司）；酶联免疫法（enzyme-linked immunosorbent assay，ELISA）检测超敏 C 反应蛋白（high sensitivity C reactive protein，hs-CRP）；白细胞介素 -1β（interleukin 1β，IL -1β）；白细胞介素 -6（interleukin 6，IL -6）；白细胞介素 -8（interleukin 8，IL -8）；肿瘤坏死因子 -α（tumor necrosis factor α，TNF -α）；补体 3（complement component 3，C3）、免疫球蛋白 A（immunoglobulin A，IgA）；免疫球蛋白 G（IgG）；免疫球蛋白 M（IgM）；血小板活化因子（platelet activating factor，PAF）试剂盒（南京建成生物工程研究所）；比色法检测超氧化物歧化酶（superoxide dismutase，SOD）；丙二醛（methane dicarboxylic aldehyde，MDA）；髓过氧化物酶（myeloperoxidase，MPO）；一氧化氮（nitric oxide，NO）试剂盒（南京建成生物工程研究所）。

（三）实验动物

SD 雄性大鼠 60 只，体重 240 ～ 260 g，SPF 级，动物质量合格证号：44007200042725；由广东省医学实验动物中心供给，动物设施许可证号：SCXK-（粤）2013 – 0002。经中山大学生命科学学院动物伦理委员会批准饲养于中山大学海洋与中药实验室 SPF 级动物房，实验单位许可证号：SYXK（粤）2014 – 0020。观察室温度 20 ～ 23 ℃，相对湿度 50%～65%，颗粒饲料，在实验动物适应新环境一周后开始实验，并在实验过程中采取适当方法减轻对动物的伤害。

【实验部分】

（一）实验分组及给药

大鼠随机分为 6 组：空白对照组、急性血瘀模型组、阳性药阿司匹林组（10 mg·kg⁻¹·d⁻¹）、丹红注射液低剂量组（0.75 mL·kg⁻¹·d⁻¹）、中剂量组（1.5 mL·kg⁻¹·d⁻¹）、高剂量组（3 mL·kg⁻¹·d⁻¹）。其中，丹红注射液低剂量（0.75 mL·kg⁻¹·d⁻¹）为人体临床等效剂量，中剂量是 2 倍临床剂量，高剂量是临床 4 倍剂量。实验动物在饲养环境中适应一周后开始给药。阿司匹林灌胃给药，丹红注射液肌肉注射给药，空白对照组与模型组肌肉注射同体积生理盐水，每天给药一次，连续给药 10 d。

（二）大鼠急性血瘀模型建立[13]

末次给药后 30 min，除空白对照组外其余各组大鼠均皮下注射盐酸肾上腺素 0.8 mg/kg，空白组大鼠皮下注射等量生理盐水，过 2 h 后除空白对照组外其余各组大鼠均浸入 0 ～ 4 ℃冰水内进行冷刺激 5 min，2 h 后再次皮下注射等量盐酸肾上腺素 0.8 mg/kg[14]，处置后禁食 12 h 后各组进行给药，15 min 后 10% 水合氯醛 0.35 mL/100 g 腹腔注射麻醉，心脏取血至普通采血管[15]，血样处理及检测全部按照标准操作规程进行，所取血液全部用于免疫应答、炎症等相关药效指标检测。

（三）药效指标检测

取 6 mL 非抗凝血液，室温放置 30 min，离心（5000 r/min，5 min）得血清。取 600 μL 血清样本，采用罗氏 P800 全自动生化分析仪检测谷丙转氨酶（alanine transaminase，ALT）、谷草转氨酶（aspartate transaminase，AST）、碱性磷酸酶（alkaline phosphatase，ALP）、总蛋白（total protein，TP）、肌酐（creatinine，Cr）、尿

酸（Uric acid，UA）、血清钾（serum kalium，SK）、血清钠（serum natrium，SNa）、乳酸脱氢酶（lactic dehydrogenase，LDH）、肌酸激酶同工酶（creatine kinase-MB，CK－MB）、α－羟丁酸脱氢酶（α-hydroxybutyric dehydrogenase、α－HBDH）；取 1000 μL 血清样本，利用比色法试剂盒检测超氧化物歧化酶（superoxide dismutase，SOD）、丙二醛（methane dicarboxylic aldehyde，MDA）、髓过氧化物酶（myeloperoxidase，MPO）、一氧化氮（nitric oxide，NO）；取 1000 μL 血清样本，利用 ELISA 测定试剂盒检测血小板活化因子（platelet activating factor，PAF）、超敏 C 反应蛋白（high sensitivity C reactive protein，hs-CRP）、白细胞介素－1β（interleukin 1β，IL－1β）、白细胞介素－6（interleukin 6，IL－6）、白细胞介素－8（interleukin 8，IL－8）、肿瘤坏死因子－α（tumor necrosis factor α，TNF－α）、补体 3（complement component 3，C3）、免疫球蛋白 A（immunoglobulin A，IgA）、免疫球蛋白 G（immunoglobulin G，IgG）、免疫球蛋白 M（immunoglobulin M，IgM）。

（四）数据处理

所得计量资料均以均值±标准差表示，采用 SPSS 18.0 版本运用单因素方差分析（analysis of variance，ANOVA）及 T 检验的方法进行数据处理，P 值小于 0.05 及 P 值小于 0.01，认为具有统计学差异。

【实验结果】

（一）药效指标检测结果

1. 免疫应答相关指标

IgM、IgA、IgG 是血清免疫球蛋白的主要成分，其中 IgM 是抗原刺激诱导体液免疫应答中最先产生的免疫球蛋白，在机体的早期防御中起重要作用；IgA 主要存在黏膜细胞的分泌物中，担负着防卫作用；IgG 是初级免疫应答中最持久、最重要的抗体，三者的升高均能反映机体的早期炎症反应与免疫应答的发生。C3 是血清中含量最高的补体成分，其显著升高表明机体出现急性炎症与组织损伤[16]。

实验结果（图 1－5～图 1－8）表明，模型组与空白组相比，C3、IgA、IgG、IgM 含量均极显著升高（$P < 0.01$），表明在寒凝刺激下，机体出现急性免疫应答反应。阳性药阿司匹林与模型组相比，IgM、IgA 含量极显著降低（$P < 0.01$），IgA 含量显著降低（$P < 0.05$），说明急性血瘀大鼠模型造模成功。丹红注射液低、中、高剂量对 IgM 含量具有极显著的抑制作用（$P < 0.01$），对 IgG 含量有显著的抑制作用（$P < 0.05$），丹红注射液低剂量对 IgG 有显著抑制作用（$P < 0.05$），中、高剂量对 IgG 有极显著的抑制作用（$P < 0.01$）。阳性药阿司匹林与丹红注射液对补体 C3 均无显著改善作用。提示丹红注射液具有抑制炎症反应和改善机体免疫能力的作用。

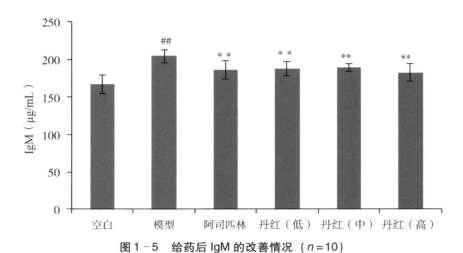

图 1-5　给药后 IgM 的改善情况 （ n = 10）

注：与空白组相比，#$P < 0.05$，## $P < 0.01$；与模型组相比，* $P < 0.05$，** $P < 0.01$（下同）。

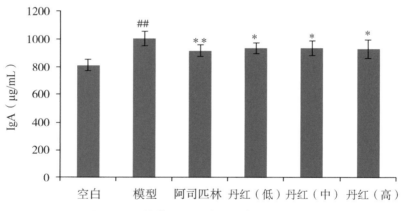

图 1-6　给药后 IgA 的改善情况 （ n = 10）

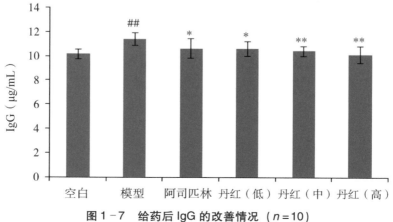

图 1-7　给药后 IgG 的改善情况 （ n = 10）

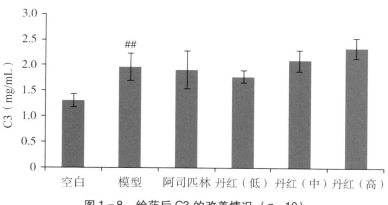

图 1 - 8　给药后 C3 的改善情况 （$n = 10$）

2. 炎症因子

IL - 1β、TNF - α、IL - 6、IL - 8 是机体内重要的促炎性细胞因子，它们由血管内皮细胞合成与释放，参与炎症病变及调节机体的免疫功能[17]。其含量升高，可促进免疫应答发生并产生大量抗体，形成免疫复合物沉积血管内皮，使血栓形成的风险显著增高[18]。实验结果（图 1 - 9 ～ 图 1 - 12）表明，与空白组相比，模型组大鼠的 IL - 1β、TNF - α、IL - 6、IL - 8 的含量均极显著升高（$P < 0.01$），说明急性血瘀大鼠伴有炎症反应。阳性药阿司匹林组与模型组相比，TNF - α、IL - 6、IL - 8 的含量均显著降低（$P < 0.01$、$P < 0.05$）。丹红注射液低、中、高剂量均可显著地降低 IL - 1β、TNF - α、IL - 6、IL - 8 这 4 种促炎因子的表达（$P < 0.01$、$P < 0.05$），其中，丹红注射液高剂量的药效显著优于阿司匹林（$P < 0.01$）。结果提示，丹红注射液可抑制促炎因子的表达，保护血管内皮，对血瘀导致的炎症反应有良好的治疗效果。

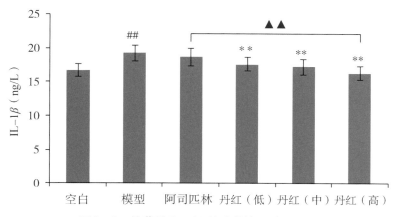

图 1 - 9　给药后 IL - 1β 的改善情况 （$n = 10$）

注：与空白组相比，#$P < 0.05$，## $P < 0.01$；与模型组相比，* $P < 0.05$，** $P < 0.01$；与阿司匹林组相比，▲ $P < 0.05$，▲▲ $P < 0.01$（下同）。

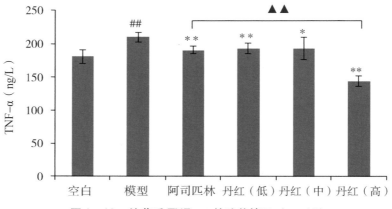

图1-10　给药后 TNF-α 的改善情况（n=10）

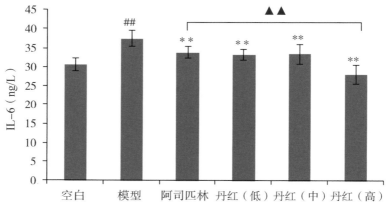

图1-11　给药后 IL-6 的改善情况（n=10）

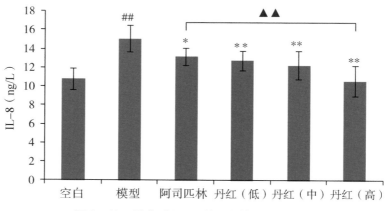

图1-12　给药后 IL-8 的改善情况（n=10）

3. 心肌酶谱

心肌酶谱可反映机体心肌细胞的损伤程度，进而反映出心梗危险程度及心脏能量代谢情况[19]。实验结果（图 1-13 ～ 图 1-15）表明，模型组大鼠的 α-HBDH、LDH、CK-MB 活力均显著升高（$P < 0.01$、$P < 0.05$），表明机体耗能严重，心肌细胞出现损伤，心肌组织处于代偿性能量代谢紊乱的状态。与模型组相比，阳性药阿司匹林组大鼠的 α-HBDH、LDH、CK-MB 活力显著降低（$P < 0.01$、$P < 0.05$）。丹红注射液低、中、高剂量均可显著降低 LDH、CK-MB 活力（$P < 0.01$），而对 α-HBDH 无显著作用。其中，丹红注射液高剂量对 CK-MB 活力的改善作用显著优于阿司匹林。提示丹红注射液可显著改善心肌能量代谢，具有保护心肌细胞的作用。

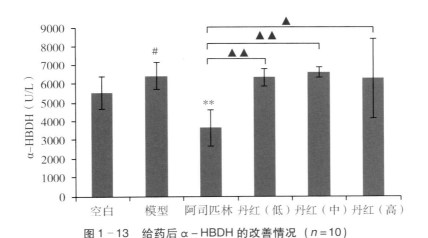

图 1-13　给药后 α-HBDH 的改善情况（$n = 10$）

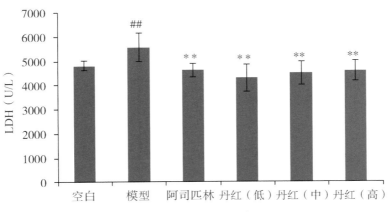

图 1-14　给药后 LDH 的改善情况（$n = 10$）

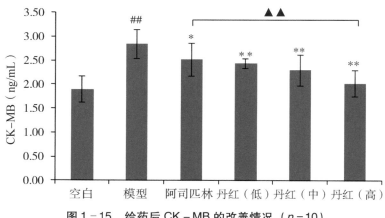

图 1 – 15　给药后 CK – MB 的改善情况　（$n = 10$）

4. 血小板活化因子

血小板活化因子（PAF）是一种内源性的血小板激活剂，具有广泛的生物活性，其含量升高可引起血小板聚集、血管通透率增加、心肌收缩抑制等，在多种疾病过程中起重要的介导作用[20]。

实验结果（图 1 – 16）表明，与空白组相比，模型组的 PAF 含量显著升高（$P < 0.01$），提示机体血小板聚集增多。与模型组相比，阳性药阿司匹林对 PAF 无明显改善作用，丹红注射液低、中、高剂量均可显著降低 PAF 含量（$P < 0.01$），表明丹红注射液可明显抑制 PAF 的升高，从而抑制血小板聚集，降低血栓风险。

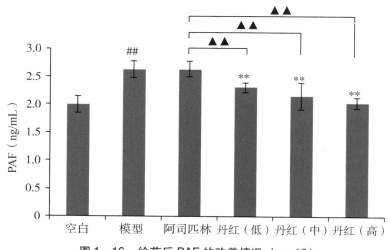

图 1 – 16　给药后 PAF 的改善情况　（$n = 10$）

5. 氧化应激相关指标

SOD 是机体内主要的抗氧化酶，它能够有效清除氧自由基，保护细胞免受损害，其活力高低间接反映机体清除氧自由基的能力。MDA 的高低则间接反映机体细胞受自由基攻击的严重程度[21]。

实验结果（图1-17、图1-18）表明，模型组与空白组相比，SOD 含量极显著降低（$P<0.01$），MDA 含量极显著升高（$P<0.01$），说明血瘀使机体内自由基堆积，SOD 在参与清除自由基的过程中被过分消耗，从而引起血管内皮细胞的氧化损伤。与模型组相比，阳性药阿司匹林能够显著降低 MDA 含量（$P<0.01$），且药效显著优于丹红注射液（$P<0.01$）。丹红注射液低、中剂量组的 SOD 活力显著升高（$P<0.05$），低、中、高剂量组的 MDA 含量极显著降低（$P<0.01$）。说明丹红注射液能够升高机体 SOD 含量，降低 MDA 含量，从而减轻机体的过氧化损伤程度。

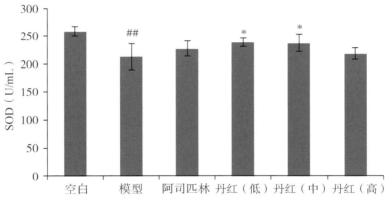

图1-17 给药后 SOD 的改善情况（$n=10$）

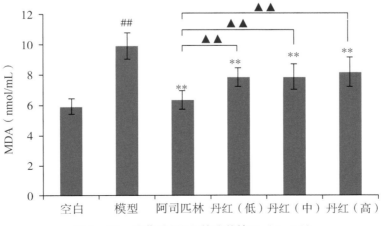

图1-18 给药后 MDA 的改善情况（$n=10$）

6. 血管内皮功能相关指标

血管内皮功能与血管炎症、氧化应激等密切相关。MPO 与 hs-CRP 是血管炎症的标志物，其水平升高会引起血管收缩和内皮功能紊乱，增加心源性死亡、中风等相关疾病的发生[22]。内皮细胞合成的 NO 可以调节血管张力、血压和血管重塑，其水平降低会使血管紧张性升高，诱发急性心肌梗死[23]。

实验结果（图 1-19～图 1-21）表明，模型组大鼠 MPO 和 hs-CRP 极显著升高（$P < 0.01$），NO 含量极显著降低（$P < 0.01$），说明急性血瘀大鼠伴有血管收缩功能失调和急性血管炎症反应。阳性药阿司匹林能够极显著地降低 MPO 含量（$P < 0.01$），但对 hs-CRP 与 NO 无显著改善作用。丹红注射液低、中剂量能够显著地降低 MPO 含量（$P < 0.01$、$P < 0.05$），低剂量能够极显著降低 hs-CRP 含量（$P < 0.01$），低、中、高剂量均能显著升高 NO 含量（$P < 0.01$、$P < 0.05$）。表明丹红注射液对 MPO、hs-CRP 具有显著改善作用，能够明显抑制急性的血管炎症反应。此外，丹红注射液可以通过升高 NO、扩张血管、减小血液流动阻力、改善血液循环，最终达到改善血管内皮功能的作用。

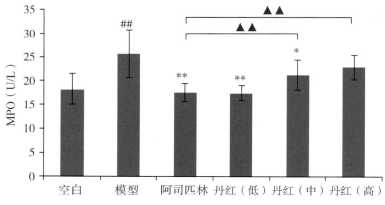

图 1-19　给药后 MPO 的改善情况（$n = 10$）

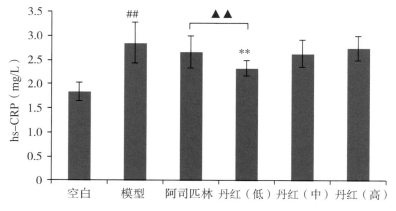

图 1-20　给药后 hs-CRP 的改善情况（$n = 10$）

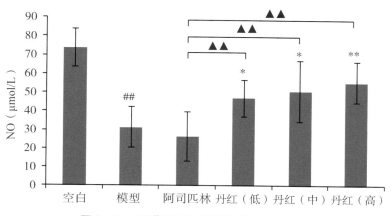

图 1-21　给药后 NO 的改善情况 （$n=10$）

7. 肝功能指标

ALT、AST 是反映肝实质损害的指标，当肝脏细胞受损或者坏死的时候，ALT、AST 会显著升高，临床上常把 ALT/AST 的比值作为一个肝脏疾病的诊断指标和监测指标来看；ALP 能够反映胆红素代谢及胆汁淤积情况；TP 反映肝脏的合成功能，如果蛋白质降低就表示肝脏合成功能受损害[24]。

实验结果 （图 1-22 ～ 图 1-25） 表明，与空白组相比，模型组的 ALT、AST、ALT/AST、ALP 均显著升高 （$P<0.01$、$P<0.05$），TP 含量显著降低 （$P<0.01$），说明急性血瘀大鼠的肝细胞出现损伤，导致肝脏分泌等功能异常。与模型组相比，阳性药阿司匹林能够显著升高 TP 含量 （$P<0.01$），但对其他指标没有显著改善作用。与模型组相比，丹红注射液对 AST 有一定改善作用，但不显著；低、中、高剂量组的 TP 显著增加 （$P<0.01$），其中，中剂量的药效显著优于阳性药阿司匹林 （$P<0.01$）。提示丹红注射液能够显著改善肝脏的分泌和代谢功能，对急性血瘀大鼠的肝脏功能具有一定的保护作用。

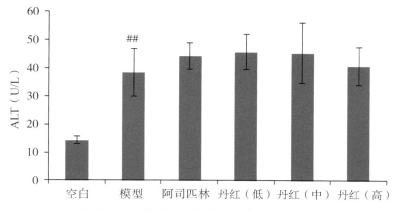

图 1-22　给药后 ALT 的改善情况 （$n=10$）

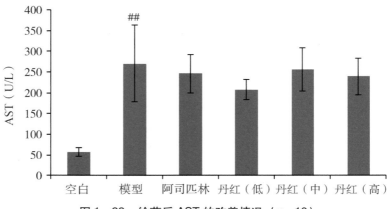

图 1-23　给药后 AST 的改善情况 （ n = 10 ）

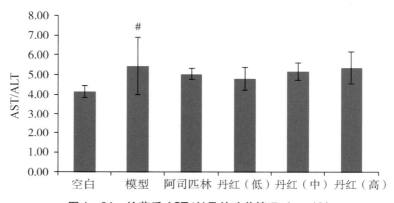

图 1-24　给药后 AST/ALT 的改善情况 （ n = 10 ）

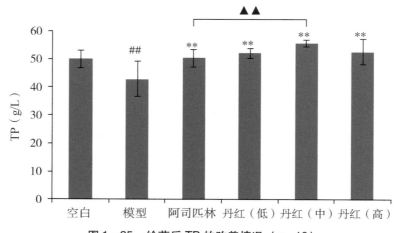

图 1-25　给药后 TP 的改善情况 （ n = 10 ）

8. 肾功能指标

Cr、BUN、UA 为常用的肾功能检测指标，血液中的 Cr、BUN 由肾脏排出，其浓度升高，表明肾小球的滤过功能受损；UA 主要反映肾小管的分泌功能，其浓度降低，表明肾小管的分泌功能异常。SK、SNa 主要反映血清电解质的变化[25]。

实验结果（图 1-26～图 1-30）表明，与空白组相比，模型组的 Cr 显著升高（$P < 0.05$），UA 显著降低（$P < 0.01$），BUN 显著升高（$P < 0.01$），表明模型组大鼠的肾小球滤过功能和肾小管分泌功能均出现异常。模型组的 SK 显著升高、SNa 显著降低（$P < 0.01$），说明肾脏的钾排泄减少，钠吸收减少，提示模型大鼠肾脏功能异常。与模型组相比，阳性药阿司匹林对急性血瘀大鼠的肾脏损伤无显著改善作用。与模型组相比，丹红注射液高剂量组的 Cr 含量显著降低（$P < 0.01$），中、低剂量组的 UA 显著升高（$P < 0.01$、$P < 0.05$），丹红注射液对 BUN、SK、SNa 有一定的改善作用，但不显著。提示丹红注射液能够显著改善急性血瘀大鼠的肾脏功能，具有一定的肾脏保护作用。

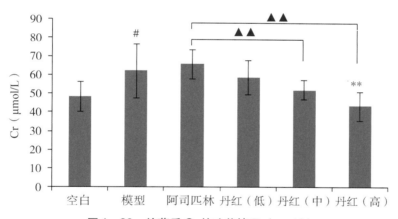

图 1-26　给药后 Cr 的改善情况（$n = 10$）

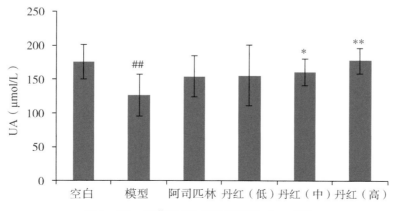

图 1-27　给药后 UA 的改善情况（$n = 10$）

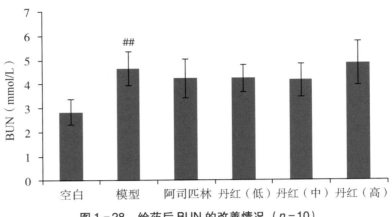

图 1-28 给药后 BUN 的改善情况 ($n=10$)

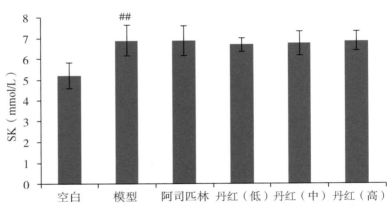

图 1-29 给药后 SK 的改善情况 ($n=10$)

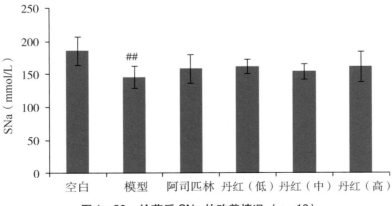

图 1-30 给药后 SNa 的改善情况 ($n=10$)

（二）小结

本节动物药效试验考察了丹红注射液对急性血瘀大鼠免疫应答、炎症反应、心肌能量代谢、血小板聚集、氧化应激、血管内皮功能、肝功能、肾功能的影响。结果显示，急性血瘀大鼠在这八个方面均出现功能异常，丹红注射液对 IgM、IgA、IgG、IL -1β、TNF $-\alpha$、IL -6、IL -8、LDH、CK $-$ MB、PAF、SOD、MDA、MPO、hs-CRP、NO、TP、ALP、Cr、UA 这 19 个指标有显著改善作用，提示丹红注射液可以抑制急性血瘀大鼠的炎症反应，改善免疫功能，保护心肌细胞，减轻机体过氧化损伤，保护肝肾功能，并且能够抑制血小板聚集，改善血管功能。阿司匹林在临床上常被用于解热镇痛，具有解热、镇痛、抗炎、抗风湿和抗血小板聚集等多方面的药理作用，因此选用阿司匹林为阳性药。

在免疫应答方面，考察了 IgM、IgA、IgG 及补体 C3 4 个指标，其中免疫球蛋白升高容易在机体内形成免疫复合物沉积，进而造成微血管损伤与微循环障碍，促进血栓的形成[26]与血瘀的发生[27]。研究结果表明：临床剂量的阿司匹林与丹红注射液均显著改善 3 种免疫球蛋白含量，且药效无明显差异，丹红注射液这方面的研究在国内外未见报道。

在炎症反应方面，大量临床研究表明，血瘀证患者存在过度炎症反应，血瘀过程中形成的物质能够引发炎症，炎症又能造成血管内皮的损伤，促进血液高凝[28]，进一步引发动脉粥样硬化等疾病。研究结果表明：丹红注射液对炎症因子有明显的抑制作用，丹红低、中剂量药效与阿司匹林无明显差异，高剂量药效显著优于阿司匹林，其抗炎效果与国内外多项研究结果一致[29-30]。

在心肌能量代谢方面，心肌酶 $\alpha-$ HBDH、LDH 和 CK $-$ MB 反映机体心肌细胞的损伤程度，进而反映出心梗危险程度及心脏能量代谢情况，在临床上主要用于诊断心肌梗塞等疾病[31]。当心肌细胞受损时，心肌细胞膜通透性改变，细胞内 CK $-$ MB 漏出，导致血清内 CK $-$ MB 含量升高。研究结果表明：阿司匹林改善 $\alpha-$ HBDH 药效显著优于丹红注射液，但丹红注射液高剂量对 CK $-$ MB 改善显著优于阿司匹林。此结果与谢晶等[32]报道的丹红注射液的临床疗效一致，且与阿司匹林降低急性心肌梗死患者发病风险的适应证相吻合。

在血小板聚集方面，PAF 是迄今为止所知的最强的血小板活化剂，可促进血小板聚集，并引起毛细血管通透性增加，刺激血管活性物质、炎性介质等的产生，进而产生连锁反应和放大效应，加剧对各组织器官的损伤。它在动脉粥样硬化、冠心病、心肌缺血、脑缺血、炎性反应、胃肠黏膜损害等一系列相关疾病的发生、发展过程中发挥重要作用[33]。目前，有研究报道丹红注射液可改善脑梗死[34]及心肌梗塞患者[35]的 PAF 含量，未见在血瘀证患者方面的研究。本节研究表明，丹红注射液对 PAF 的改善作用显著，而阿司匹林对 PAF 无显著作用，原因可能是阿司匹林抑制血小板聚集是通过失活环氧化酶，阻断花生四烯酸转化为血栓素 A_2 来实现的。

在氧化应激方面，近年来研究表明，过度的氧化应激与心血管疾病高度相关，其促进了血管平滑肌和炎症细胞的生长和迁移，促进动脉粥样硬化斑块形成，同时由于氧供应减少导致心肌代谢障碍，且与高血压、肾病、糖尿病等疾病密切相关。血瘀证中的 SOD 在参与清除自由基的过程时被过分消耗，引起了膜结构性脂类发生自由基反应，进而引起细胞损伤。MDA 可与磷脂蛋白质等形成稳定的不溶性代谢终产物，积聚在细胞内而影响功能。Zhang 等[36]研究发现丹红注射液对脑损伤患者的 SOD、MDA 指标均具有改善作用。本节研究表明，丹红注射液改善 SOD 的作用显著，而阿司匹林改善 MDA 的作用显著。

在血管内皮功能方面，几乎所有的动脉粥样硬化危险因素和血管炎症都可影响血管内皮功能。MPO 是血管炎性因子，广泛参与动脉粥样硬化的病理过程。hs-CRP 在临床上可以反映动脉硬化栓塞损伤的脆弱性和斑块破裂的可能性，因此作为一种新的冠状动脉心脏病辅助诊断的指标[37]。血管舒张因子 - NO 具有舒张血管、抑制血小板黏聚、抑制血管平滑肌细胞增生、防止血栓形成等多种生理活性功能[38]。本节研究表明，丹红注射液能够显著降低 MPO 和 hs-CRP 含量，升高 NO 含量，此结果与已有研究一致[39-41]，阿司匹林对 hs-CRP 与 NO 无显著改善作用。

在肝功能方面，已有研究表明，丹红注射液对间质性肺炎[42]、肝硬化[43]、肝静脉闭塞症[44]、急性肝衰竭[45]等肝脏疾病有明显的治疗作用，可以显著改善肝脏代谢功能及实质性损害。本节研究表明丹红注射液与阿司匹林均可显著改善 TP。

在肾功能方面，血瘀证引起的微循环血栓会导致肾微循环障碍，肾实质损伤。丹红注射液具有抗凝、抗血栓的作用，可以通过改善微循环，降低血管内皮细胞钙离子浓度，扩张肾动脉血管，改善肾血流[46]。本节研究表明，丹红注射液可显著改善 Cr 和 UA，而阿司匹林无明显作用。

综上所述，阿司匹林与丹红注射液均能够改善多方面的药效指标，且都具有预防和改善作用。二者在临床适应证上有较大不同，丹红注射液主要用于瘀血闭阻所致的胸痹及中风，阿司匹林主要用于解热镇痛及抑制血小板形成。相比之下，丹红注射液作用范围更广，且对肝肾功能具有一定的改善作用，体现了中药复方多成分 - 多靶点 - 多效应的作用特点。

第五节　丹红注射液对急性血瘀大鼠基因表达的影响

转录组学研究特定条件下细胞全部转录本，能够全面检测分析基因表达与调控规律，尤其适合以多成分、多靶点为特点的中药药效研究[47]。本节采用大鼠急性血瘀模型，利用转录组学研究正常组、模型组及丹红注射液组之间基因表达的差异，并对差异表达基因进行生物信息学分析，探讨其涉及的信号通路及生物学功能。

【实验材料】

（一）仪器

EYELA SB－1200 旋转蒸发仪（日本东京理化器械株式会社）；EYELA CA－1115A 冷却水循环装置（日本东京理化器械株式会社）；EYELA A－1000S 真空抽气泵（日本东京理化器械株式会社）；TC－6K 电子天平（美国 G&G 公司）；GR60DA 自动高压蒸汽灭菌器（中国致微仪器有限公司）；SC－329GA 冰箱（Haier）；调温电热器（南通利豪实验仪器有限公司）；RCT-basic 磁力搅拌机（KIKAWERKE，德国）；十万分之一电子天平（Sartorius，BP211D）；超低温冰箱（Haier，BCD-568W）；冷冻离心机（Eppendorf，5430R、TD5A-WS、TDL-5M）。

（二）实验样品

取本章第四节中收集的空白组、模型组、丹红注射液高剂量组急性血瘀大鼠全血各 1 mL，分别加入 3 倍量 trizol 后保存于 －80 ℃，进行转录组学检测及分析。

【实验部分】

采用 BGISEQ－500RS 测序平台，检测 Total RNA 样品。使用 Agilent 2100 Bioanalyzer（Agilent RNA 6000 Nano Kit）检测 Total RNA 的浓度、RIN 值、28S/18S 和片段大小。

测序所得的数据称为 raw reads 或 raw data，随后对 raw reads 进行质控（QC），以确定测序数据是否适用于后续分析。质控后，经过滤得到的 clean reads 比对到参考序列。比对完，通过统计比对率、reads 在参考序列上的分布情况等，判断比对结果是否通过第二次质控（QC of alignment）。若通过，则进行基因定量分析、基于基因表达水平的各项分析（主成分、相关性、差异基因筛选等），并对筛选出的样品间差异表达基因、进行 GO 功能显著性富集分析、Pathway 显著性富集分析、聚类、蛋白互作网络和转录因子等更深入地挖掘分析。具体过程如下：

（一）基因表达量分析

使用 Bowtie2[48] 将 clean reads 比对到参考序列以统计基因比对率，之后再使用 RSEM[49] 计算基因和转录本的表达水平。RSEM 是用于 RNA-seq reads 计算基因以及转录本表达量的软件包。本项目使用 R 软件里 cor 函数计算每两个样品之间的 Pearson 相关系数，使用 R 软件里的 hclust 函数进行层次聚类分析，使用 R 软件里的

princomp 函数进行 PCA 分析,图形的绘制采用 R 软件中的 ggplot2 包。

(二) 差异表达基因检测

使用 DEGseq 算法进行差异基因检测,参数为 Fold Change ≥ 4.00,Adjusted P value ≤ 0.001。

(三) 差异表达基因 GO 功能分析

根据 GO 注释结果以及官方分类,将差异基因进行功能分类,同时使用 R 软件中的 phyper 函数进行富集分析。

(四) 差异表达基因 Pathway 功能分析

根据 KEGG 注释结果以及官方分类,将差异基因进行生物通路分类,同时使用 R 软件中的 phyper 函数进行富集分析。

【实验结果】

(一) 基因表达量分析

使用 BGISEQ – 500 平台,每个样品平均产出 23.70 M 数据。样品比对基因组的平均比对率为 96.24%,比对基因集的平均比对率为 94.08%;一共检测到 13416 个基因。测序的原始数据包含低质量、接头污染以及未知碱基 N 含量过高的 reads,数据分析之前需要去除这些 reads 以保证结果的可靠性。过滤后 reads 的质量指标如表 1 - 6 所示。

表 1 - 6　过滤后的 reads 质量统计

样品名	过滤前的 reads 数(Mb)	过滤后的 reads 数(Mb)	过滤后的碱基总数(Gb)	过滤后的 reads 中质量值大于 20 的碱基比例(%)	过滤后的 reads 中质量值大于 30 的碱基比例(%)	过滤后的 reads 比例(%)
Control_a	23.80	23.69	1.18	98.09	90.52	99.54
Control_b	23.71	23.49	1.17	98.48	92.34	99.06
Control_c	23.75	23.65	1.18	98.45	92.11	99.56
Model_a	23.77	23.66	1.18	98.43	91.85	99.55
Model_b	23.78	23.64	1.18	98.52	92.17	99.42
DHI_a	23.62	23.55	1.18	98.46	92.03	99.71
DHI_b	23.79	23.71	1.19	98.46	91.92	99.69

得到 clean reads 之后,我们使用 HISAT[50] 将 clean reads 比对到参考基因组序

列。平均每个样品的比对率达到 96.24% ，同时样品间均匀的比对率表明样品之间的数据具有可比性。之后再使用 RSEM[49] 计算基因和转录本的表达水平。

（二）差异表达基因检测

根据各个样品基因表达水平，我们可以检测样品（样品组）之间的差异表达基因（DEG），本项目使用 DEGseq 方法进行差异检测，DEG 统计结果如图 1 - 31 所示。

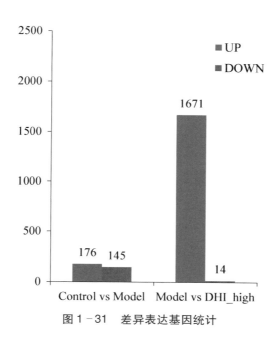

图 1 - 31　差异表达基因统计

（三）差异表达基因 GO 功能分析

根据差异基因检测结果，我们对其 Gene Ontology（GO）功能进行分类以及富集分析。GO 分为分子功能（molecular function）、细胞组分（cellular component）和生物过程（biological process）三大功能类，对不同组间的差异基因，按 GO 三大功能类进行进一步的分类以及富集分析。

空白组与模型组相比（Control vs Model），差异基因 GO 功能分类结果如图 1 - 32 所示，并对显著富集的 GO Term 画网络图（图 1 - 33）。结果表明：空白组与模型组间的差异基因在分子功能上，主要富集于 Cytokine receptor activity；在细胞组分上，主要富集于 extracellular region、cell surface、MHC protein complex；在生物过程上，主要富集于 immune response、regulation of angiogenesis、regulation of cytokine production、regulation of cell-cell adhesion、antigen processing and presentation of pep-tide antigen、movement of cell or subcellular component、cell migration、response to cytokine、inflammatory response。提示其涉及的分子机制为抗原递呈过程及细胞表面细胞因子受体活性改变，从而影响了免疫、炎症及血管生成等过程。

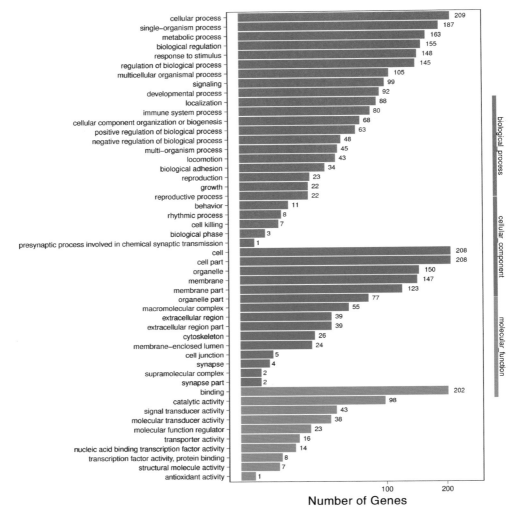

图 1-32 空白组与模型组相比（Control vs Model）差异基因 GO 功能分类

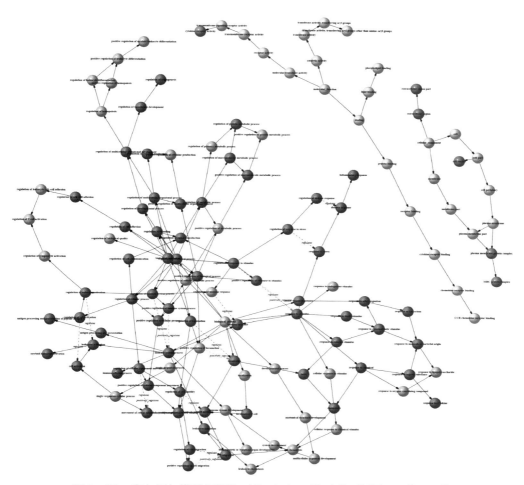

图 1 - 33 空白组与模型组相比（Control vs Model）GOTerm 关系网络

注：每一个节点表示一个 GOterm，不同颜色分别表示其所属的不同功能类：红色表示生物过程（biological process）、蓝色表示细胞组分（cellular component）、绿色表示分子功能（molecular function）。颜色深浅表示 GOterm 的富集程度：深色表示显著富集（Q value < 0.01），浅色表示富集不显著，灰色表示没有富集。各个 GOterm 之间的关系：实线箭头表示包含关系，虚线箭头表示调控关系，红色虚线表示正调控，绿色虚线表示负调控（下同）。

　　模型组与丹红注射液高剂量组相比（Model vs DHI_high），差异基因 GO 功能分类结果如图 1 - 34 所示，并对显著富集的 GO Term 画网络图（图 1 - 35）。结果表明：模型组与丹红注射液高剂量组间的差异基因，在分子功能上，主要富集于 adenyl ribonucleotide binding、kinase binding、transcription factor binding、cation binding；在细胞组分上，主要富集于 MHC protein complex、cell surface、vacuole；在生物过程上，主要富集于 response to host immune response、response to cytokine、toll-like receptor signaling pathway、immune response-activating cell surface receptor signaling pathway、macrophage activation、antigen processing and presentation、regulation of MAPK cascade、cellular protein modification process。提示丹红注射液给药后，影响了细胞内抗原递呈、MAPK 级联反应等过程。

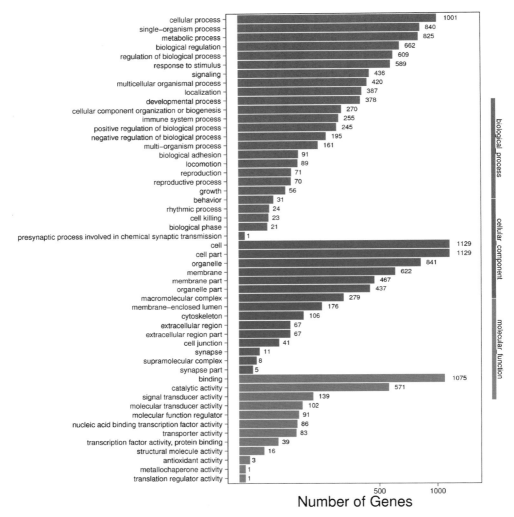

图 1-34　模型组与丹红注射液高剂量组（Model vs DHI_high）差异基因 GO 功能分类

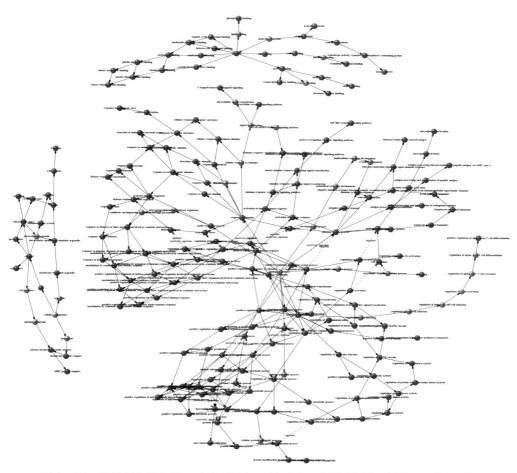

图 1 - 35　模型组与丹红注射液高剂量组（Model vs DHI_high）GOTerm 关系网络

（四）差异表达基因信号通路富集分析

根据差异基因检测结果，对其进行 KEGG 信号通路富集分析，各组间差异基因显著富集的信号通路结果分别如表 1 - 7、表 1 - 8 所示。

表1-7 空白组与模型组相比（Control vs Model）差异表达基因信号通路富集结果

Pathway	Control vs Model (297)	All-gene (15026)	P value	Q value	Level 1	Level 2
Antigen processing and presentation	16	134	9.06E-09	2.39E-07	Organismal systems	Immune system
Fluid shear stress and atherosclerosis	13	214	0.000341	3.56E-03	Human diseases	Cardiovascular diseases
TNF signaling pathway	9	138	0.00169	1.35E-02	Environmental information processing	Signal transduction
Chemokine signaling pathway	11	212	0.003351	2.37E-02	Organismal systems	Immune system
Focal adhesion	12	265	0.006594	3.96E-02	Cellular processes	Cellular community
PI3K-Akt signaling pathway	15	386	0.010052	5.88E-02	Environmental information processing	Signal transduction

表1-8 模型组与丹红注射液高剂量组相比（Model vs DHI_high）差异表达基因信号通路富集结果

Pathway	Model vs DHI_high (1541)	All-gene (15026)	P value	Q value	Level 1	Level 2
Antigen processing and presentation	47	134	8.26E-15	1.28E-12	Organismal systems	Immune system
TNF signaling pathway	42	138	4.47E-11	9.93E-10	Environmental information processing	Signal transduction
NF-kappa B signaling pathway	30	100	3.75E-08	5.08E-07	Environmental information processing	Signal transduction
Toll-like receptor signaling pathway	33	117	4.24E-08	5.49E-07	Organismal systems	Immune system
B cell receptor signaling pathway	27	87	8.18E-08	1.02E-06	Organismal systems	Immune system
Chemokine signaling pathway	46	212	6.46E-07	7.17E-06	Organismal systems	Immune system
Apoptosis	44	207	2.02E-06	2.09E-05	Cellular processes	Cell growth and death
MAPK signaling pathway	52	284	2.39E-05	2.07E-04	Environmental information processing	Signal transduction
Platelet activation	33	168	0.000184	1.33E-03	Organismal systems	Immune system

续上表

Pathway	Model vs DHI_high (1541)	All-gene (15026)	P value	Q value	Level 1	Level 2
Jak – STAT signaling pathway	35	184	0.00023	1.62E－03	Environmental information processing	Signal transduction
Regulation of actin cytoskeleton	45	277	0.00124	7.71E－03	Cellular processes	Cell motility
Focal adhesion	43	265	0.001608	9.75E－03	Cellular processes	Cellular community
T cell receptor signaling pathway	24	124	0.001629	9.75E－03	Organismal systems	Immune system
Fc epsilon RI signaling pathway	17	81	0.003098	1.69E－02	Organismal systems	Immune system
Leukocyte transendothelial migration	29	167	0.003221	1.73E－02	Organismal systems	Immune system
Fluid shear stress and atherosclerosis	34	214	0.006504	3.16E－02	Human diseases	Cardiovascular diseases
HIF－1 signaling pathway	22	126	0.008884	3.84E－02	Environmental information processing	Signal transduction
PI3K－Akt signaling pathway	53	386	0.016814	6.41E－02	Environmental information processing	Signal transduction

1. 空白组与模型组、模型组与丹红注射液组间的差异基因均显著富集的通路

这类通路有：免疫系统通路（antigen processing and presentation、chemokine signaling pathway）、心血管疾病通路（fluid shear stress and atherosclerosis）、细胞群落通路（focal adhesion）和信号转导通路（TNF signaling pathway、PI3K-Akt signaling pathway）。

（1）Antigen processing and presentation（抗原加工提呈）通路。该通路在免疫应答过程中起中枢作用。抗原提呈细胞（APC）摄取和加工抗原，以 MHC 复合体表达于细胞表面，激发免疫反应。与空白组相比，模型组 MHCI、MHCII、CD4、CIITA、CREB1 基因发生差异表达；与模型组相比，丹红注射液均调节了这些基因的表达，如图 1-36 所示。

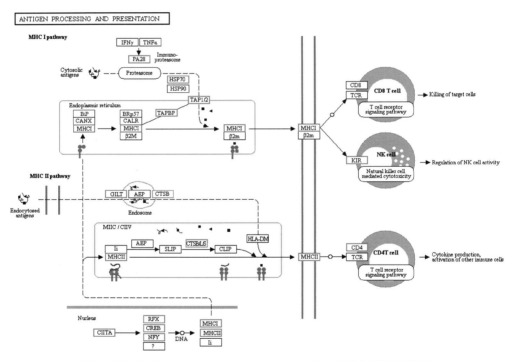

图 1-36　Antigen processing and presentation 通路中的差异基因
（模型组与丹红注射液组相比）

抗原的加工和提呈过程分为 MHCI 类途径和 MHCII 类途径。MHCI、MHCII 在免疫应答的始动阶段将处理过的抗原片段递呈给 CD8⁺、CD4⁺T 细胞。MHCI 类分子加工和提呈的抗原主要是细胞核和细胞浆中内源性合成的蛋白质，也有各种膜蛋白分子，在制约细胞间相互识别、诱导免疫应答方面起重要作用。MHCII 在免疫应答过程中可受细胞因子诱导表达，因此其表达水平直接决定免疫应答的发生及其强度。研究发现，内皮细胞、表皮细胞等的 MHCII 类分子表达高低，与局部自身免疫反应程度有一定关系[50]。

MHCI、MHCII 类分子表达的诱导主要发生在转录水平。细胞通过控制 CIITA 的表达，进而通过与 CREB、RFX 和 NF－Y 等转录因子相互作用，参与基因的转录调控，调节 MHCI、MHCII 基因的表达水平[51]。其中，CREB（环腺苷酸反应元件结合蛋白/cAMP response element binding protein）还可被腺苷酸环化酶、生长因子、激素、细胞因子以及前列腺素通过多种信号传导通路激活[52-53]。

综上所述，造模后大鼠的免疫调节受到影响，免疫应答异常，丹红注射液可调节基因的异常表达，帮助维持免疫系统稳态。

（2）Chemokine signaling pathway。趋化因子（chemokines）主要作用于中性粒细胞、单核细胞、淋巴细胞和嗜酸性粒细胞，在宿主防御机制中起关键作用[54]，对造血细胞的激活、分化及生存等多种生理过程也具有调控作用。趋化因子与相应的趋化因子受体结合，激活多种下游信号通路，导致细胞极化及肌动蛋白重构。NO 及活性氧的诱导生成也受趋化因子信号的调控。模型组和空白组的 PXN、SRC、CX3CR1、CCR2、CCL5 基因表达存在差异。与模型组相比，丹红注射液组可调控包括以上基因在内的多个基因的表达（图 1-37）。

（3）Fluid shear stress and atherosclerosis。剪切应力降低和振荡是斑块形成的必要条件。剪切应力降低会导致血流速度减慢，增加斑块破裂的可能性，并导致内皮细胞中氧化应激及炎症水平上调[55]。AP－1（activator protein 1）及 NF-kappaB（nuclear factor kappaB）的激活为该过程的关键环节。模型组和空白组的 Integrin、Nox1 表达存在差异。与模型组相比，丹红注射液可调控该通路中多数基因的表达（图 1-38）。

（4）Focal adhesion 通路。Focal adhesion（黏着斑），是细胞肌动蛋白细胞骨架与细胞外基质，通过整合素蛋白所构成的连接，在细胞运动性、增殖、分化、基因表达等过程中发挥关键作用。模型组与空白组的 ACTN1_4、PXN、SRC、ITGB3、ITGA4、ITGA6、THBS1、FN1 表达存在差异。与模型组相比，丹红注射液可调控该通路中多数基因的表达（图 1-39）。

（5）TNF signaling pathway。肿瘤坏死因子（Tumor necrosis factor，TNF）是关键的细胞因子，可激活细胞内多种信号通路，调控细胞凋亡、炎症和免疫等生物过程。TNF 受体有 TNFR1、TNFR2 两类，TNFR1 主要介导 NF-kappa B pathway 及 MAPK 级联反应，诱导细胞凋亡，TNFR2 介导 PI3K 依赖的 NF-kappa B pathway 及 JNK pathway，促进细胞存活。模型组与空白组的 CREB1、CCL5 基因表达存在差异。与模型组相比，丹红注射液调控了 TNF 信号通路大部分基因的表达（图 1-40）。

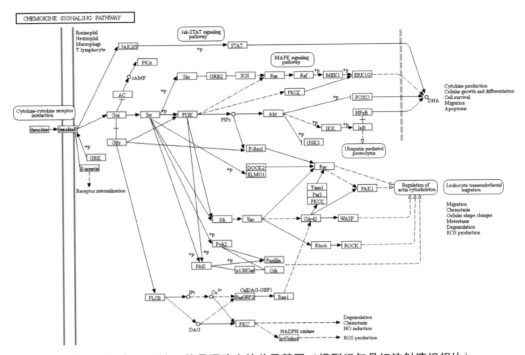

图 1－37　Chemokine 信号通路中的差异基因（模型组与丹红注射液组相比）

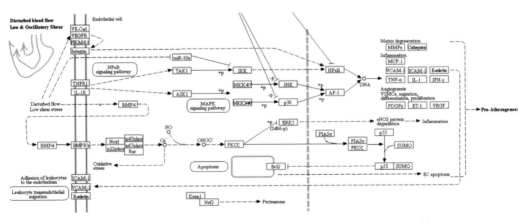

图 1－38　Fluid shear stress and atherosclerosis 通路中的差异基因
（模型组与丹红注射液组相比）

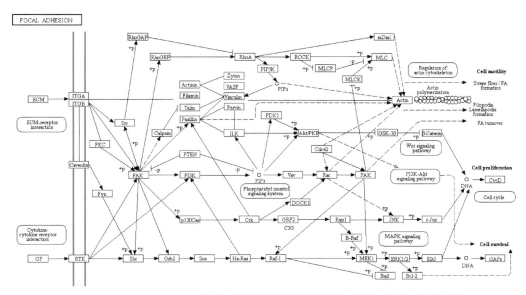

图 1-39 Focal adhesion 通路中的差异基因（模型组与丹红注射液组相比）

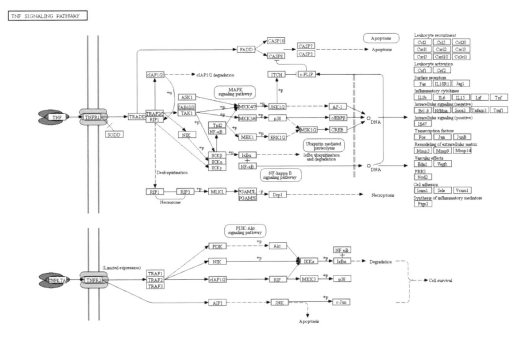

图 1-40 TNF 信号通路中的差异基因（模型组与丹红注射液组相比）

（6）PI3K-Akt signaling pathway。该通路可被多种细胞信号激活，调节转录、翻译、增殖及生存等细胞基本活动。生长因子（GF）与其 RTK 受体结合、细胞外基质（ECM）与其整合素受体的结合等，均可使 PI3K 激活，活化的 PI3K 可催化产生第二信使 PIP3（磷脂酰肌醇 3 磷酸），进一步激活 Akt。活化的 Akt 通过磷酸化作用，可调控下游多个靶蛋白，从而调控凋亡、蛋白合成、代谢等关键的细胞过程。模型组和空白组的 ANGPT1、FN1（fibronectin 1）、THBS1（thrombospondin 1）、ITGB3（integrin beta 3）、ITGA4（integrin alpha 4）、ITGA6（integrin alpha 6）、CREB1 基因发生差异表达；与模型组相比，丹红注射液组包括以上基因在内的多个该通路基因表达均发生改变（图 1 – 41）。其中，整合素（integrin）是细胞表面介导细胞 – 细胞间以及细胞与细胞外基质黏附作用的黏附分子之一，与细胞的迁移、增殖和分化密切相关，是细胞信息传递的一个重要组成部分。整合素在维持血管正常结构和血管壁的通透性、防止血小板沉积和血栓形成中都起重要作用[56]。

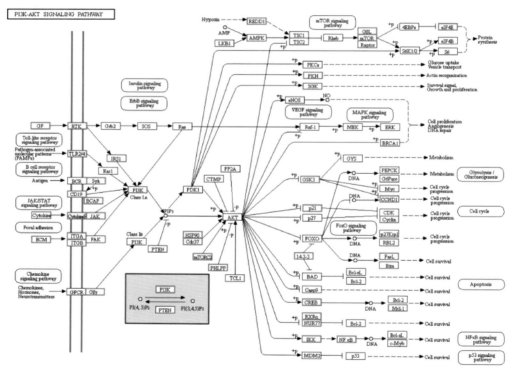

图 1 – 41　PI3K-Akt signaling pathway 通路中的差异基因（模型组与丹红注射液组相比）

2. 仅模型组与丹红注射液组间的差异基因显著富集的通路

这类通路有：信号转导通路（MAPK signaling pathway、Jak – STAT signaling

pathway）和 HIF – 1 signaling pathway，免疫系统通路（platelet activation、T cell receptor signaling pathway、Fc epsilon RI signaling pathway 和 Leukocyte transendothelial migration），细胞运动性通路（regulation of actin cytoskeleton）。

（五）基于 RT – qRCR 法的转录组测序准确性验证

1. 验证步骤

（1）RNA 浓度检测。取转录组测定时提取的模型组、丹红注射液高剂量组大鼠总 RNA 2 μL，采用超微量紫外/可见光分光光度计（thermo scientific，nanodrop 2000c）进行浓度测定。记录 A260、A280、A260/280 和 RNA 浓度。

（2）反转录反应。按照反转录试剂盒（Promega）说明，在 Nuclearase-Free 的 PCR 管中加入下列反应体系（表 1 – 9）（冰上操作），离心。然后，将样品放入梯度 PCR 仪（ABI，Veriti），运行程序：70 ℃，5 min；4 ℃，∞。取出后，加入 10 μL RT-Mix 混合溶液（表 1 – 10）（冰上操作），离心。将样品放入梯度 PCR 仪，运行程序：25 ℃，5 min；42 ℃，60 min；70 ℃，15 min；4 ℃，∞。所得 cDNA 样品于 – 20 ℃保存。

表 1 – 9　逆转录反应体系

组　　分	体　　积
RNA（≤5 μg/reaction）	5 μL
Random Primers（0.5 μg/reaction）	1 μL
Oligo（dT）Primers（0.5 μg/reaction）	1 μL
Nuclearase-Free Water	3 μL
Total	10 μL

表 1 – 10　RT-Mix 混合溶液配制

组　　分	加入量
Nuclearase-Free Water	1.6 μL
GoScript^{TM} 5 × Reaction Buffer	4 μL
MgCl$_2$（25 mmol/L）	2 μL
PCR Nucleotide Mix	1 μL
Recombinat RNasin Ribonuclease Inhibitor	0.4 μL
GoScript^{TM} Reverse Transcriptase	1 μL

（3）引物设计及合成。由广州永慧生物技术有限公司设计合成，经过 qPCR 检测可用，引物序列如表 1－11 所示。

（4）实时荧光定量 PCR。按 qPCR 试剂盒（Promega）说明，采用荧光染料 SYBR－Green I 检测基因的相对表达量。在 384 孔板上加入下列体系（表 1－12），冰上避光操作。每个样品设 3 个重复，以 β-actin 为内参。加入样品后，盖封板膜，离心（20 min，2000 r/min）。荧光定量 PCR 仪（罗氏，LC480）程序：95 ℃，10 min。95 ℃，10 s；60 ℃，20 s；72 ℃，20 s；45 个循环。95 ℃，5 s；60 ℃，1 min，97 ℃；40 ℃，30 s。

表 1－11　荧光定量引物序列

目的基因	引物	序列（5′ to 3′）
FN1	F-Primer	GGATCCCCTCCCAGAGAAGT
	R-Primer	GGGTGTGGAAGGGTAACCAG
TLR4	F-Primer	GAGGACAATGCTCTGGGGAG
	R-Primer	ATGGGTTTTAGGCGCAGAGT
PIK3cb	F-Primer	TGCTATGGCAGACACCCTTG
	R-Primer	CTTCCCGGGGTACTTCCAAC
iNOS	F-Primer	ACACAGTGTCGCTGGTTTGA
	R-Primer	ACCAACTCTGCTGTTCTCCG
IL－1R1	F-Primer	ATGAGCCCACGGAATGAGAC
	R-Primer	TTTGGCTGAAGGGTGTTCCA
ITGB3	F-Primer	TGACCCGCTTCAATGACGAA
	T-Primer	ATGGGTCTTGGCATCAGTGG
AP－1	F-Primer	GCACATCACCACTACACCGA
	R-Primer	TATGCAGTTCAGCTAGGGCG
JNK	F-Primer	TCCAGTTCTCGTACCCGCTA
	R-Primer	AGCATGGCGTGACACAGTAA
NFκB	F-Primer	TGAGTCCCGCCCCTTCTAAA
	R-Primer	CCTGGATCACTTCAATGGCCT
MHC Ⅱ	F-Primer	GGGGTTTTTCGTGGCACTG
	R-Primer	CCTCTCTGGGTACACCGTCAC
IL－6R	F-Primer	ACCCCATCAGGGTCCCATAA
	R-Primer	AGTGAGAAACTTGCGTGCCA

续上表

目的基因	引物	序列（5′ to 3′）
Hif-1α	F-Primer	GCAACTGCCACCACTGATGA
	R-Primer	GCTGTCCGACTGTGAGTACC
Ctsb	F-Primer	CGAGTCAATGTGGAGGTGTCT
	R-Primer	ATGGTGTAGGGTAAGCAGCC
Cdca3	F-Primer	TCGGAAAGCAGAGAAGCACT
	R-Primer	CTGGAGGCGGAGTTACTGTG
Retn	F-Primer	TGTGTCCCATGGATGAAGCC
	R-Primer	GAGCAGCTAGTGACGGTTGT
β-actin	F-Primer	CTGGCTCCTAGCACCATGAA
	R-Primer	AAACGCAGCTCAGTAACAGTCC

表 1-12　qPCR 反应体系

组　　分	加入量（μL）
SYBR Premix Ex Taq（2×）	5
Forward Primer（10 μmol/L）	0.5
Reverse Primer（10 μmol/L）	0.5
Nuclearase-Free Water	2
cDNA	2
Total	10

2. 验证结果

（1）RNA 浓度检测。模型组与丹红注射液高剂量组大鼠血液样品的 RNA 浓度检测结果如表 1-13 所示。

表 1-13　样品 RNA 浓度检测结果

样品	nucleic acid（ng/μL）	A260	A280	260/280
模型组 1	876.8	21.921	10.532	2.08
模型组 2	1286.1	32.153	16.259	1.98
模型组 3	1105.4	27.634	13.703	2.02
丹红注射液高剂量组 1	1946	48.650	24.319	2.00
丹红注射液高剂量组 2	1128.2	28.206	13.907	2.03
丹红注射液高剂量组 3	783.5	19.588	9.628	2.03

（2）RT – qPCR 检测结果。我们检测并计算了 15 个基因 FN1、TLR4、PIK3cb、iNOS、IL – 1R1、ITGB3、AP – 1、JNK、NFκB、MHC Ⅱ、IL – 6R、Hif – 1α、Ctsb、Xop7、Retn 的相对表达量以及丹红注射液组与模型组相对表达量的差异倍数。结果表明（图 1 – 42）：qPCR 结果中各基因的相对表达趋势与转录组结果一致，表明转录组结果准确可靠。

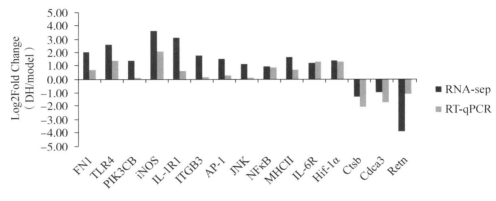

图 1 – 42　qPCR 验证转录组测序结果

（六）差异表达基因与预测靶点的关联分析

比对网络药理学的预测靶点与转录组学的差异表达基因，结果表明：在通过网络药理学构建的丹红注射液成分 – 靶点 – 通路（图 1 – 43）网络中，25.1%（118/470）的靶点得到转录组学验证。得到验证的靶点富集的主要通路如表 1 – 14 所示，主要涉及细胞信号转导、炎症与免疫、细胞骨架形态黏附、细胞凋亡等生物过程。

与得到验证的靶点有相互作用的成分，按照关联靶点个数（括号内数字）由高到低分别为：salvianolic acid A（19）、salvianolic acid I（18）、salvianolic acid B（17）、salvianolic acid H（16）、lithospermic acid（16）、salvianolic acid K（16）、monomethyl lithospermate（15）、salvianolic acid E（15）、salvianolic acid G（14）、salvianolic acid D（11）、rosmarinic acid（10）、ethyl lithospermate（9）、salvianolic acid C（9）、kaempferol-*O*-rutinoside（8）等。

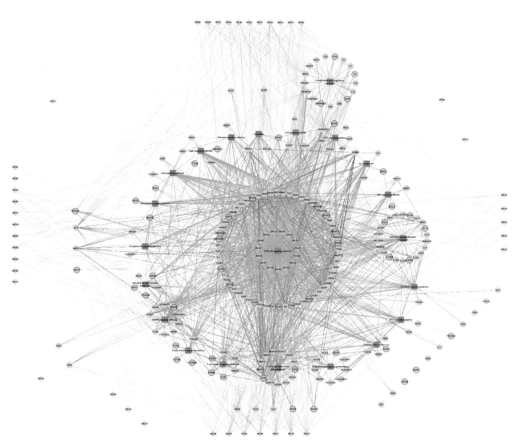

图 1-43 丹红注射液成分-靶点-通路网络中得到转录组验证的靶点（紫色标出）

表 1-14 得到验证的靶点富集的主要通路及涉及的生物过程

富集通路	富集靶点个数	涉及生物过程
PI3K-Akt signaling pathway	15	
Jak-STAT signaling pathway	7	
Ras signaling pathway	7	细胞信号转导
HIF-1 signaling pathway	6	
TNF signaling pathway	6	
cytokine-cytokine receptor interaction	8	信号分子相互作用

续上表

富集通路	富集靶点个数	涉及生物过程
B cell receptor signaling pathway	8	炎症与免疫
natural killer cell mediated cytotoxicity	8	
Fc gamma R-mediated phagocytosis	7	
antigen processing and presentation	6	
focal adhesion	7	细胞群落
regulation of actin cytoskeleton	8	细胞骨架形态
apoptosis	4	细胞凋亡

（七）小结

本节采用转录组测序技术，探讨了丹红注射液对急性血瘀大鼠基因表达的影响。结果表明：丹红注射液治疗急性血瘀时激活的信号通路主要有免疫系统通路（antigen processing and presentation 和 chemokine signaling pathway）、信号转导通路（TNF signaling pathway）和 PI3K-Akt signaling pathway、心血管疾病通路（fluid shear stress and atherosclerosis）和细胞群落通路（focal adhesion）。综合分析上述信号通路的生物学功能及差异表达基因的 GO 功能，我们发现丹红注射液的药理作用与免疫炎症反应、血管生成、氧化应激和细胞凋亡等有关，其分子机制可能涉及抗原递呈过程及细胞表面细胞因子受体活性的改变、细胞内的 RNA 加工等。此外，本节采用 RT – qPCR 法检测了 15 个基因的相对表达量。结果显示：RT – qPCR 与转录组结果中各基因的相对表达趋势一致，提示转录组结果准确可靠。比对转录组与网络药理学结果发现，有 25.1%（118/470）的预测靶点得到验证，得到验证的靶点富集的通路主要涉及细胞信号转导、炎症与免疫、细胞骨架形态黏附、细胞凋亡等生物过程。

第六节　本章小结

研究表明，血液流变、炎症、氧化应激等多种病理因素间存在相互联系。例如，冠状动脉血栓的形成常始于动脉粥样硬化斑块破裂导致的血小板异常活化[57]。异常活化的血小板可加速促炎因子的释放并诱发血管炎症，进而促进血小板聚集和血栓形成[58]。炎症因子如 IL – 1β 和 TNF – α 可以激活 NOX（NADPH oxidase）的表达。NOX 是 HIF – 1 信号通路的关键基因，也是流体剪切应激和动脉粥样硬化通路的关键基因，能产生活性氧，进一步提高氧化应激水平[59]。过多的活性氧会导致 eNOS 解偶联，从而降低 NO 水平并导致内皮功能障碍[60]。此外，IL – 1β 被认为可以诱导细胞凋亡[61]。而细胞凋亡、炎症和氧化应激又进一步损害心脏、肝脏和肾脏等器官。综上所述，炎症、氧化应激、凋亡和血管内皮功能等多种病理因素存在相互联系，并影响血液循环，参与心血管疾病的发生与发展。

　　本章研究综合网络药理学获得的成分 – 靶点 – 信号通路网络（图 1 – 43）、转录组获得的差异基因和信号通路富集结果构建丹红注射液分子调控网络图（图 1 – 44），并结合药效考察中检测的各药效指标（表 1 – 15），对丹红注射液治疗心血管疾病的作用机制进行综合分析及讨论，发现其机制主要涉及以下六个方面。

表 1 – 15　丹红注射液药效考察结果

药　　效	指　　标	丹红注射液的作用
血液流变学	全血黏度	↓
	红细胞聚集、电泳、刚性指数	↓
	血小板最大聚集率	↓
	PAF	↓
免疫应答	IgG	↓
	IgM	↓
	IgA	↓
炎症反应	IL – 1β	↓
	TNF – α	↓
	IL – 6	↓
	IL – 8	↓
心肌酶谱	LDH	↓
	CK – MB	↓
氧化应激	MDA	↓
内皮功能	NO	↑
肝功能	TP	↑
	ALP	↓
肾功能	Cr	↓
	UA	↑

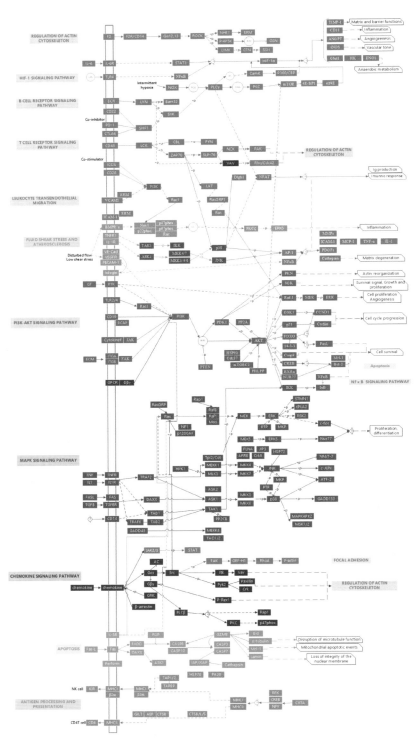

图 1-44 丹红注射液治疗心血管疾病的分子调控网络

1. 血液流变学

F2（凝血因子 II）、趋化因子及细胞外基质分别与 F2R 受体、趋化因子受体及整合素结合，激活 regulation of actin cytoskeleton、focal adhesion 及 PI3K-Akt signaling pathway 通路，调控细胞肌动蛋白骨架重构、细胞骨架形态及细胞黏附作用。文献表明，整合素 β3 抗体可以降低血栓形成和抑制血小板的聚集[56]。丹红注射液可降低红细胞聚集、电泳、刚性指数、全血黏度及血小板聚集，可能与调控这些相关基因的表达有关。同时，趋化因子受体及整合素还可激活 PI3K-Akt signaling pathway 通路，介导炎症反应。炎症反应与血小板活化状态、动脉粥样硬化疾病进展密切相关[58]，丹红注射液抑制血小板活化、降低全血黏度的作用可能与调控 PI3K-Akt 通路相关基因表达有关。

2. 免疫应答

丹红注射液可通过调控 antigen processing and presentation 通路中相关基因，调节 MHCI、MHCII 在细胞表面的表达，从而影响 B cell receptor signaling pathway、T cell receptor signaling pathway，调节免疫应答。同时，丹红注射液还可调节 TNF signaling pathway 通路中的相关基因，影响 TNFR1 受体引起的 MAPK 级联反应的激活以及 NFAT（活化 T 细胞核因子，nuclear factor-activated T cell）对免疫球蛋白等的转录调节，从而调控免疫应答，抑制免疫球蛋白的异常升高。

3. 炎症反应

丹红注射液通过调控 TNF signaling pathway、PI3K-Akt signaling pathway、MAPK signaling pathway 通路中的相关基因，影响 AP-1、NFκB 核转录因子的转录调控，从而调节炎症因子 IL-1β、TNF-α、IL-6、IL-8 等的表达。

4. 氧化应激

丹红注射液可调节 HIF-1 signaling pathway 及 Fluid shear stress and atherosclerosis 中相关基因表达，尤其是调节了关键基因 NOX 的表达。NOX 是体内活性氧的关键来源[62]，因此调节其表达可调控机体的氧化应激程度，从而影响 SOD 和 MDA 等药效指标的表达。此外，IL-1β、TNF-α 等炎症因子可使 NOX 活化，因此炎症水平的下降也降低了氧化应激水平[63]。

5. 内皮功能

与氧化应激方面的作用类似，丹红注射液保护及改善内皮功能的机制可能与调节 HIF-1 signaling pathway 及 Fluid shear stress and atherosclerosis 中相关基因表达有关。其中，NOX 可以减少 eNOS 降解，降低细胞内 NO 水平，而 NO 可以反过来抑制 NOX 活性，从源头上缓解氧化应激压力以及血管内皮损伤[64]。且 NO 已被证明可以保护内皮细胞、改善内皮细胞功能，同时可以促进新生血管生成，在缺血损伤中起重要的保护作用。此外，丹红注射液可通过激活 PI3K 或 MAPK 通路诱导 HIF -1α 产生，HIF -1α 可激活内皮细胞中 eNOS 转录，从而促进 NO 的生成[65]。在丹红注射液药效中相应地检测到 NO 水平升高。

6. 心肌酶谱、肝肾功能

丹红注射液作用于多条与细胞基本生命活动相关的信号通路，如 PI3K-Akt signaling pathway、Apoptosis 通路等。这些通路中相关基因的表达与细胞凋亡、细胞增殖和分化密切相关；这些信号通路也参与了氧化应激、炎症反应的调节。提示丹红注射液对心肌、肝、肾等器官保护作用的分子机制可能与减少细胞凋亡、减轻炎症及氧化应激引起的组织损伤有关。药效学试验也发现丹红注射液可以减轻心肌、肝、肾细胞的损伤。

综上所述，本章采用网络药理学方法建立了丹红注射液成分－靶点－通路网络，并进一步进行动物试验，通过转录组学检测和多药效指标验证网络药理学预测结果，综合三个层面的实验结果阐明丹红注射液的分子作用机制（图 1－45）。结果表明：丹红注射液给药后，调控急性血瘀大鼠体内的信号转导通路（TNF signaling pathway、PI3K-Akt signaling pathway、MAPK signaling pathway、HIF－1 signaling pathway）、免疫系统通路（antigen processing and presentation）、细胞群落通路（focal adhesion）、心血管疾病通路（fluid shear stress and atherosclerosis）、细胞凋亡通路（apoptosis）中相关基因的表达；尤其调控了关键基因 ITG、MHC、NFAT、AP－1、NFκB、NOX 的表达。部分关键基因和信号通路，如 ITG、MHC、NOX 基因以及

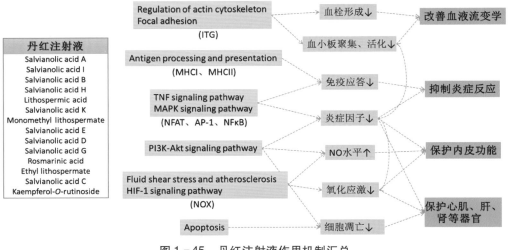

图 1－45 丹红注射液作用机制汇总

PI3K-AKT、MAPK 信号通路等，在体内多个组织器官中都有相同的表达及调控，提示丹红注射液可同时作用于脑、心、肝、肾等多个器官，发挥治疗作用。丹红注射液通过调控上述基因的表达发挥了多方面的药效作用，包括抑制血栓形成和血小板活化、降低炎症因子及氧化应激水平、维持细胞内 NO 浓度、抑制细胞凋亡，发挥改善血液流变学、减轻炎症、改善内皮功能及保护组织器官的作用。丹红注射液中与这些作用相关的主要活性成分为丹酚酸类（salvianolic acid A、salvianolic acid I、salvianolic acid B、salvianolic acid H、lithospermic acid 等）以及黄酮（kaempferol-O-rutinoside）。各成分均对应多个靶点，体现了中药多成分、多靶点的作用特点。

此外，本章研究的药效指标多为病理过程中具有代表性的指标，这些指标所在的通路与网络药理学靶点和转录组学差异表达基因富集的信号通路结果一致。例如，丹红注射液激活的 TNF signaling pathway 可调控促炎因子的表达，Fluid shear stress and atherosclerosis 等通路可调控 eNOS 的表达，进而影响 NO 的生成，这较好地验证了网络药理学结果。但转录组学中部分基因的表达趋势与药效试验中蛋白的表达趋势不同。由文献可知，蛋白的含量与 mRNA 的表达不一定相关[99]，从细胞生物学的角度看，蛋白的产生需要经过转录、转录后调控、翻译及翻译后调控几个过程，后续可针对趋势不同的基因，通过进一步实验探讨丹红注射液作用的具体过程。

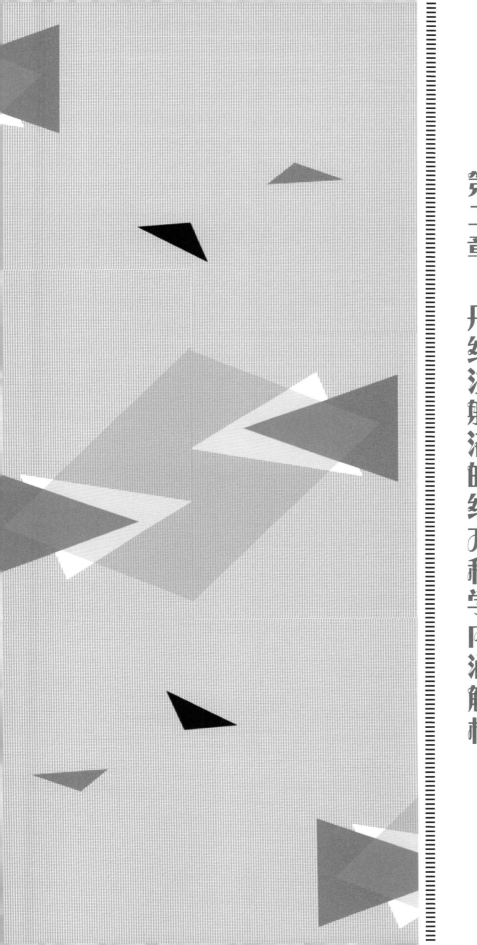

第二章　丹红注射液的组方科学内涵解析

第一节 概 述

本章通过制备丹参、红花单味药材注射液，利用急性血瘀大鼠模型，比较丹红注射液及丹参、红花单味药材对急性血瘀大鼠的炎症、免疫、血管内皮功能、氧化应激、血小板聚集、心肌能量代谢和肝肾功能方面的药效指标的影响，探讨两味药材的药效侧重点以及交互作用。同时，利用双光子活体成像技术，在体动态监测丹红注射液及丹参、红花单味药材给药后小鼠微脑血管血液循环情况，从微循环改善角度考察丹红注射液两味药材的作用特点，并进一步探究红花对丹参中成分透过血脑屏障的影响，以及丹参中成分在脑组织中分布的变化规律，多方面阐明丹参－红花配伍的科学内涵。

第二节 两味药材对丹红注射液活血化瘀整体药效贡献的评估

【实验材料】

（一）仪器

EYELA SB－1200 旋转蒸发仪（日本东京理化器械株式会社）；EYELA CA－1115A 冷却水循环装置（日本东京理化器械株式会社）；EYELA A－1000S 真空抽气泵（日本东京理化器械株式会社）；TC－6K 电子天平（美国 G&G 公司）；GR60DA 自动高压蒸汽灭菌器（中国致微仪器有限公司）；SC－329GA 冰箱（Haier）；调温电热器（南通利豪实验仪器有限公司）；RCT-basic 磁力搅拌机（KIKAWERKE，德国）；十万分之一电子天平（sartorius，BP211D）；超低温冰箱（Haier，BCD－568W）；冷冻离心机（Eppendorf，5430R、TD5A－WS、TDL－5M）。

（二）试药

丹红注射液（山东丹红制药有限公司，批号：20170812）；丹参（山东沂蒙，170701）；红花（新疆铁厂沟镇，170701）；阿司匹林肠溶片（拜耳医药保健有限公司，批号：BJ33244）；盐酸肾上腺素注射液（四川恒通动物制药有限公司，批号：160901）；水合氯醛（广州化学试剂厂）；生理盐水（湖南科伦制药有限公司）。

（三）实验动物及饲养环境

雄性 SD 大鼠 60 只，体重 240～260 g，SPF 级，由广东省医学实验动物中心提供，生产许可证号：SCXK-(粤)2013-0002。经中山大学生命科学学院动物伦理委员会批准饲养于中山大学海洋与中药实验室 SPF 级动物房，实验设施许可证号：SYXK（粤）2014-0020。观察室温度 20～23 ℃，相对湿度 50%～65%，颗粒饲料，在实验动物适应新环境一周后开始实验，且在实验过程中采取适当的方法减轻对动物的伤害。

【实验部分】

（一）丹参、红花单味药材注射液的制备

按照丹红注射液中丹参、红花的投料比例和生产工艺，分别制备丹参注射液、红花注射液。

（二）动物实验分组及给药

大鼠随机分为 6 组，分别为：空白对照组（Control）、急性血瘀模型组（Model）、阳性药阿司匹林组（Aspirin，10 mg·kg^{-1}·d^{-1}）、丹参注射液组（SMI，3 mL·kg^{-1}·d^{-1}）、红花注射液组（CTI，3 mL·kg^{-1}·d^{-1}）、丹红注射液组（DHI，3 mL·kg^{-1}·d^{-1}）。阿司匹林组灌胃给药，丹参注射液组、红花注射液组、丹红注射液组肌肉注射给药，空白对照组与模型组肌肉注射同体积生理盐水，每天给药一次，连续给药 10 d。

（三）大鼠急性血瘀模型的建立

末次给药后 30 min，除空白对照组外，其余各组大鼠均皮下注射盐酸肾上腺素 0.8 mg/kg，空白组大鼠皮下注射等体积生理盐水，2 h 后除空白对照组外其余各组大鼠浸入 0～4 ℃冰水中浸泡 5 min，过 2 h 后再次皮下注射盐酸肾上腺素 0.8 mg/kg，处置后各组大鼠禁食 12 h 后给药，15 min 后腹腔注射 10% 水合氯醛 0.35 mL/100 g 麻醉，心脏取血后处死。血样处理及检测全部按照标准操作规程进行，所取血液全部用于后续实验。

（四） 药效指标检测

大鼠血液药效指标检测方法同第一章第四节。

（五） 数据处理

所得计量资料均以均值±标准差表示，采用 SPSS 18.0 版本运用单因素方差分析（ANOVA）及 T 检验方法进行数据处理，P 值小于 0.05 及 P 值小于 0.01 认为具有统计学差异。

【实验结果】

（一） 大鼠血液药效指标检测

1. 免疫应答

结果（图 2 - 1）表明：丹参注射液组与模型组相比，IgG、IgM 极显著降低（$P < 0.01$），IgA 显著降低（$P < 0.05$）。红花注射液与模型组相比，IgM 极显著降低（$P < 0.01$）。丹红注射液与模型组相比，IgG、IgM 极显著降低（$P < 0.01$），IgA 显著降低（$P < 0.05$）。说明丹红注射液能抑制免疫球蛋白水平，降低免疫应答，丹参和红花均对该药效有贡献。

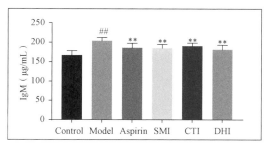
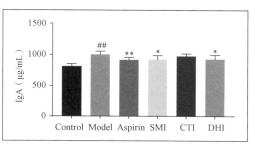
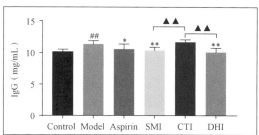

图 2 - 1 丹参、红花、丹红注射液对免疫指标的影响（$n = 10$）

注：## $P < 0.01$（与空白组比较）；* $P < 0.05$，** $P < 0.01$（与模型组比较）；▲▲ $P < 0.01$（丹参、红花、丹红注射液间的两两比较）。

2. 炎症反应

结果（图2-2）表明：与模型组相比，丹参注射液组 IL-1β、TNF-α、IL-6 和 IL-8 含量均极显著降低（$P < 0.01$）。红花注射液则极显著降低 TNF-α 和 IL-8 水平（$P < 0.01$），但对 IL-1β 和 IL-6 水平无明显影响。值得注意的是，在相同剂量下，丹红注射液对 TNF-α 和 IL-6 的降低效果优于丹参注射液和红花注射液（$P < 0.01$），且丹参注射液组的 IL-1β、TNF-α 和 IL-6 的水平显著低于红花注射液组。表明丹参与红花均可抑制促炎因子的表达，在抗炎方面作用显著。

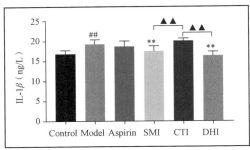
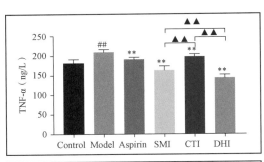
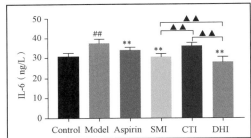
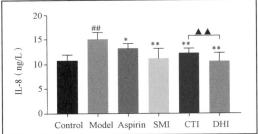

图2-2　丹参、红花、丹红注射液对炎症指标的影响（$n = 10$）

注：## $P < 0.01$（与空白组比较）；* $P < 0.05$，** $P < 0.01$（与模型组比较）；▲▲ $P < 0.01$（丹参、红花、丹红注射液间的两两比较）。

3. 心肌能量代谢

结果（图2-3）表明：与模型组相比，丹红注射液显著降低 LDH 与 CK-MB 水平（$P < 0.01$），丹参注射液显著降低 CK-MB 水平（$P < 0.01$），而红花注射液显著降低 LDH 含量（$P < 0.05$）。丹参注射液、红花注射液、丹红注射液对 α-HBDH 含量均无显著性影响。提示丹参和红花可以从不同方面缓解心肌能量代谢紊乱并保护心肌细胞，其功能的互补使丹红注射液发挥的药效更广泛。

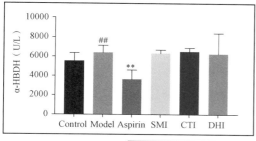 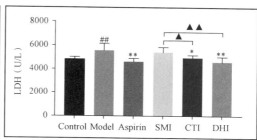

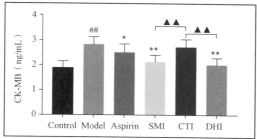

图 2-3　丹参、红花、丹红注射液对心肌能量代谢的影响（$n=10$）

注：## $P<0.01$（与空白组比较）；* $P<0.05$，** $P<0.01$（与模型组比较）；▲ $P<0.05$，▲▲ $P<0.01$（丹参、红花、丹红注射液间的两两比较）。

4. 血小板聚集

结果（图 2-4）表明：与模型组相比，丹参注射液、红花注射液、丹红注射液均能够显著降低 PAF 含量（$P<0.01$、$P<0.05$）。其中，丹参注射液和丹红注射液组的 PAF 含量显著低于红花注射液组（$P<0.01$）。提示丹参与红花均可显著抑制 PAF 升高，在抑制血小板聚集、降低血栓风险方面发挥作用，但丹参在对 PAF 含量的抑制方面发挥主要作用。

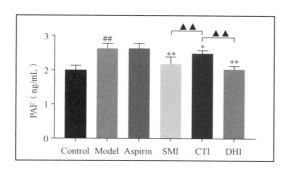

图 2-4　丹参、红花、丹红注射液对 PAF 的影响（$n=10$）

注：## $P<0.01$（与空白组比较）；* $P<0.05$，** $P<0.01$（与模型组比较）；▲▲ $P<0.01$（丹参、红花、丹红注射液间的两两比较）。

5. 氧化应激

结果（图2-5）表明：与模型组相比，丹参注射液组、红花注射液组的SOD活力显著升高（$P < 0.05$、$P < 0.01$），MDA浓度显著降低（$P < 0.01$）；而丹红注射液组MDA浓度显著下降（$P < 0.01$），对SOD活力无显著影响；且同剂量下，丹参注射液和红花注射液对两个指标的药效作用均显著强于丹红注射液（$P < 0.05$、$P < 0.01$），提示丹参和红花可以保护机体免受氧化损伤，但二者的关系不是协同作用，而是竞争作用。

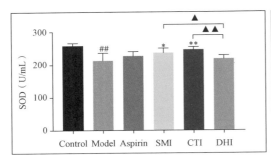 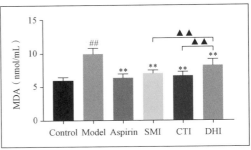

图2-5 丹参、红花、丹红注射液对氧化应激指标的影响（$n = 10$）

注：## $P < 0.01$（与空白组比较）；* $P < 0.05$，** $P < 0.01$（与模型组比较）；▲ $P < 0.05$，▲▲ $P < 0.01$（丹参、红花、丹红注射液间的两两比较）。

6. 血管内皮功能

结果（图2-6）表明：丹参注射液与模型组相比，NO含量极显著升高（$P < 0.01$）。红花注射液与模型组相比，NO含量极显著升高（$P < 0.01$），hs-CRP含量显著下降（$P < 0.05$）。丹红注射液与模型组相比，NO含量显著升高（$P < 0.01$）。三者对MPO均无明显药效作用。结果提示丹参和红花均能升高NO，扩张血管，改善内皮功能，且红花还能抑制急性血管炎症反应。

7. 肝功能

结果（图2-7）表明：与模型组相比，丹参注射液组AST含量显著降低（$P < 0.05$），且其AST含量显著低于丹红注射液组（$P < 0.01$）；红花注射液组和丹红注射液组的TP含量显著升高（$P < 0.05$、$P < 0.01$），ALP含量显著降低（$P < 0.01$）。提示丹参可能有助于减轻肝细胞损伤，而红花可能利于改善肝细胞的合成和代谢。

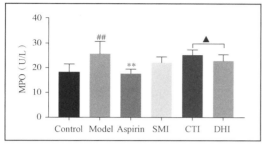
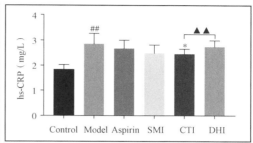
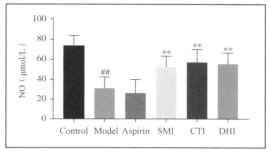

图 2-6 丹参、红花、丹红注射液对血管内皮功能指标的影响（n=10）

注：## $P<0.01$（与空白组比较）；* $P<0.05$，** $P<0.01$（与模型组比较）；▲▲ $P<0.01$（丹参、红花、丹红注射液间的两两比较）。

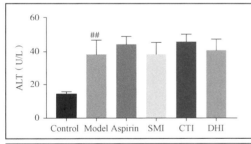
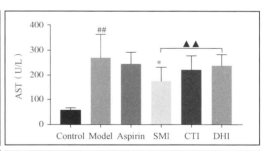
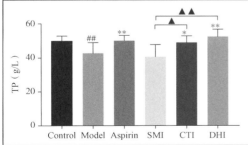
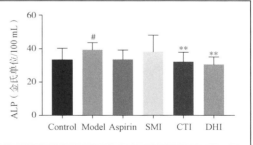

图 2-7 丹参、红花、丹红注射液对肝功能的影响（n=10）

注：## $P<0.01$（与空白组比较）；* $P<0.05$，** $P<0.01$（与模型组比较）；▲▲ $P<0.01$（丹参、红花、丹红注射液间的两两比较）。

8. 肾功能

结果（图 2-8）表明：与模型组相比，丹参注射液组的 Cr 含量显著降低（$P < 0.05$）；红花注射液组的 UA 含量显著升高（$P < 0.01$），BUN 显著下降（$P < 0.05$），而 Cr 含量显著升高（$P < 0.05$）；丹红注射液组 Cr 含量显著降低（$P < 0.01$），UA 含量极显著升高（$P < 0.01$）。结果提示丹参和红花可以分别改善肾小球滤过损伤和肾小管分泌功能。需要注意的是，丹参与红花对 Cr 的作用是相反的，而 Cr 是在肾小球滤过功能受损时积累的有害毒素，结果提示丹参可以抑制红花对肾小球的损伤，二者配伍有助于丹红注射液减少副作用。

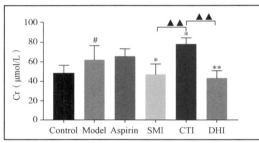
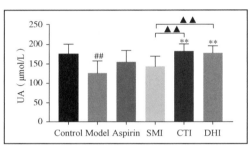
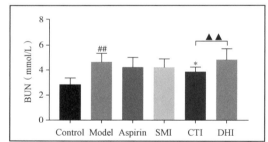

图 2-8 丹参、红花、丹红注射液对肾功能指标的作用（$n = 10$）

注：## $P < 0.01$（与空白组比较）；* $P < 0.05$，** $P < 0.01$（与模型组比较）；▲▲ $P < 0.01$（丹参、红花、丹红注射液间的两两比较）。

（二）小结

本节利用急性血瘀大鼠模型，考察丹参、红花对与心血管疾病密切相关的病理指标的作用及相互关系。

结果表明：丹参和红花可共同降低炎症因子水平，清除氧自由基，减轻血管内皮损伤，改善心肌能量代谢，但作用的药效指标与药效方面各有侧重。其中，丹参在改善炎症反应、免疫应答、血小板聚集、肝细胞损伤和肾小球滤过功能方面发挥主要的药效作用，而红花在改善组织坏死、肝脏合成和代谢、肾小管分泌功能方面发挥主要作用。这一特性使得丹参和红花在功能上相互补充，从而使丹红注射液发挥多方面的药效。此外，本节研究还发现，丹参和红花间不仅存在利于药效增强的协同作用，还存在利于副作用减轻的拮抗作用。丹参与红花对 Cr 含量的影响相反，丹参可以中和红花升高的 Cr 值，降低丹红注射液副作用并保护肾功能。综上所述，丹红注射液的药效作用不是两味中药的简单叠加，而是多种成分相互作用的结果；这从药效层面证实了丹红注射液配伍的科学性与有效性。

第三节　丹红注射液及其单味药材对脑微循环的作用及机制研究

【实验材料】

（一）动物

健康雄性 C57BL/6J 小鼠 12 只，体重 20 ～ 30 g，SPF 级，由广东省医学实验动物中心提供，动物生产许可证号：SCXK（粤）2013 - 0002，动物伦理批件No. 00125841。饲养于中山大学（北校区）实验动物中心 IVC 动物房，许可证号：SYXK-(粤)2012 - 0081。观察室温度 20 ～ 23 ℃，相对湿度 50% ～ 65%，颗粒饲料。经中山大学生命科学学院动物伦理委员会批准，在实验动物适应新环境一周后开始实验，实验过程中采取适当的方法减轻对动物的伤害。药效实验在中山大学附属第一医院神经科实验室进行。

（二）试药

丹红注射液、丹参注射液、红花注射液同本章第二节。0.9% 氯化钠注射液（NS，规格 500 mL，江西科伦药业有限公司，批号：XB140210）；水合氯醛（天津市科密宏化学试剂有限公司，批号：20111114）；FITC - dxtran（Sigma 公司，批号：SLBB6384V）。

（三）仪器

双光子显微镜（Leica SP5II MP，DM6000CFS，德国 Leica 公司）；EYELA SB - 1200 旋转蒸发仪（日本东京理化器械株式会社）；EYELA CA - 1115A 冷却水循环装置（日本东京理化器械株式会社）；EYELA A - 1000S 真空抽气泵（日本东京理化器械株式会社）；TC - 6K 电子天平（美国 G&G 公司）；GR60DA 自动高压蒸汽灭菌器（中国致微仪器有限公司）；SC - 329GA 冰箱（Haier）；调温电热器（南通利豪实验仪器有限公司）；RCT-basic 磁力搅拌机（KIKAWERKE，德国）；密度计、温度计、PH 计、0.4 μm 滤膜。

【实验部分】

（一）动物分组

12 只小鼠随机分为 4 组（$n = 3$）：模型组、丹参组（0.1 mL/10 g）、红花组（0.1 mL/10 g）、丹红注射液组（0.1 mL/10 g）。所有组均采用腹腔注射给药。每天给药一次，连续给药 3 d。

（二）小鼠脑血管定点栓塞模型的构建

小鼠麻醉后（4.2% 水合氯醛溶液 10 mL/kg），除去待观测区域头皮上的毛发，剪开头皮，剔除覆盖在头骨上的筋膜，暴露头骨，滴加生理盐水保持头骨的湿润，用牙科打磨机小心打磨待观察区域头骨。待头骨边缘呈半透明状态，其边缘软化即可停止。务必要保持操作上的准确无误，避免流血，很小的震荡都会引起脑组织的损伤，从而影响成像。将铝合金板以 AB 胶粘于骨窗上方，尾静脉注射 0.2 mL 左右 FITC 荧光剂后，置于双光子显微镜下。在普光镜下找到合适直径的血管进行观察。后切换至荧光显微镜，800 nm 激发波长进行荧光成像。提高激光透过率，聚焦照射于血管内皮 10～15 s，造成脑血栓[66]。

FITC（异硫氰酸荧光素）是一种常用的医学诊断制剂，能和各种抗体蛋白结合，并在碱性溶液下呈黄绿色荧光。将 FITC 静脉注射入小鼠体内后，可在双光子显微镜下观察到呈绿色的血浆，借此观察血管形态及分布、血液流速。

（三）观察指标

观察血管 30 min，且每 5 min 检测血液流速、血栓面积，结果用 SPSS 进行统计分析[67]。

【实验结果】

（一）脑动脉血流速监测

造模结果（图 2 - 9）显示，激光损伤血管内皮后，激发凝血瀑布，血小板、纤维蛋白等物质开始聚集、黏附，从破损血管壁下游开始逐渐形成血栓。血栓造模后，模型组血液流速明显下降，并于 30 min 后逐渐稳定（图 2 - 10）。丹红注射液组整体血液流速显著高于模型组，丹参组血流速与红花组接近。红花组在血栓形成后 10 min、15 min，血液流速显著高于模型组；丹参组血液流速则与模型组无统计

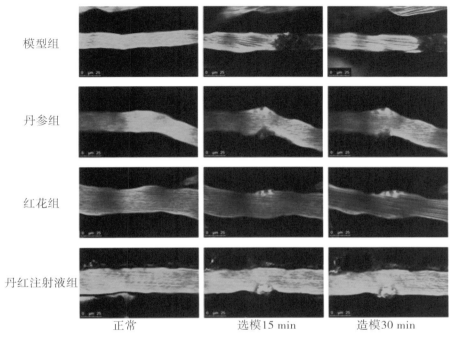

图2-9 各组血栓造模情况

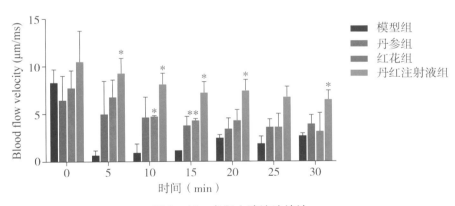

图2-10 各组血液流速统计

注：0 min：初始血流速；5 min：血栓造模。与模型组对比，* $P < 0.05$，** $P < 0.01$。

学差异。相对流速结果（图2-11）显示，丹参组、丹红注射液组对维持血液流速有一定作用，而红花组血液相对流速逐渐下降，趋向于模型组。结果显示：丹红注射液在促进血流速方面，药效显著优于丹参、红花组；丹参、丹红注射液均对稳定血流速有一定作用，提示其可以维持血流量，促进微循环。

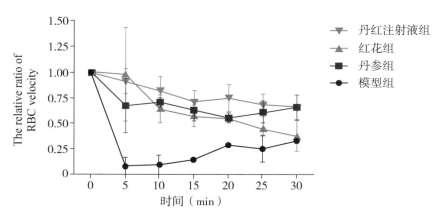

图 2-11　各组相对血液流速统计

注：0 min：初始相对血流速；5 min：血栓造模。

（二）脑动脉血栓面积监测

模型组结果显示，激光照射后，血栓形成并增大，而后随着时间逐渐稳定。3 种给药组造模后 10 min、15 min，均呈现一定抗血栓形成趋势。其中，丹红注射液组较丹参、红花组作用明显，但无统计学差异（图 2-12）。血栓相对面积结果（图 2-13）显示，丹红注射液组曲线下降，提示丹红注射液具有一定抗血栓形成作用。

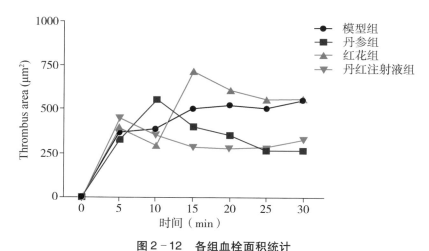

图 2-12　各组血栓面积统计

注：0 min：正常时血栓面积；5 min：血栓造模。

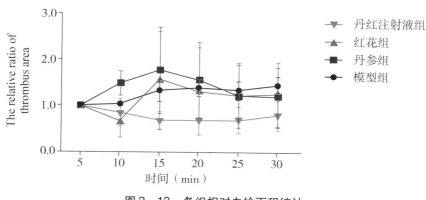

图 2 - 13 各组相对血栓面积统计

注：5 min：血栓造模。

（三）小结

本节通过脑微血管血栓模型，考察了丹红注射液在抗血栓方面的药效作用，并对比了其与单用两味药材（丹参、红花）的药效异同。研究结果显示：丹红注射液药效最佳，具有良好的促血液流动、抗脑血栓形成作用。

在单味药材给药中，红花结果显示其可以促进血液流动。现代药理研究显示，红花水提物中含有多种查尔酮类化合物，可以明显改善血液流变学特征[68]。其中，羟基红花黄色素 A 在高浓度时，对于 ADP 诱导的血小板聚集有一定抑制作用；脱水红花黄色素 B 也具有明显的抗凝作用，对急性血瘀动物有一定疗效[69]。结合其他部分成果，本研究体现了红花"活血通经"的药效特征[70]。

丹参给药结果显示，丹参可以稳定血液流速，维持组织血流供应。有研究指出，丹酚酸 A 作为重要的丹参水溶性成分，可以舒张血管，改善血小板聚集、黏附水平；而丹酚酸 B 可以减轻大鼠脑缺血再灌注损伤[71]。本研究结果也提示丹参可以维持血流量，减缓组织缺血，体现了丹参"善治血分，去滞生新"的功效特征[72]。

综上所述，丹红注射液结合丹参-红花药对的作用特征，同时具有稳定血流量、抑制血栓形成的作用，提示其可以维持组织血液供应，达到促进微循环的作用。

第四节　红花对丹参成分透过血脑屏障的影响

　　血脑屏障是介于血液和脑组织之间的对物质通过有选择性阻碍作用的动态界面，正常生理情况下只允许气体分子及脂溶性小分子通过[73]，这一特性维持了脑环境的稳定，但也使95%以上的药物无法进入中枢神经系统，不能聚集达到足够药效剂量从而无法发挥疗效[74]。因此，如何促进药物透过血脑屏障成为中枢神经系统药物的研究热点。本团队前期研究发现[11]，红花对丹参中成分透过血脑屏障可能有辅助效果，但实验存在样本数小的问题。因此，本节实验建立丹参素、原儿茶酸、原儿茶醛、丹酚酸D、紫草酸、丹酚酸A、迷迭香酸、丹酚酸B、丹酚酸C在脑组织与血浆中浓度测定的方法，并加大动物样本量，用正常SD大鼠探讨红花对丹参成分透过血脑屏障的影响以及丹参成分在脑组织中分布的变化规律。

【实验材料】

（一）仪器

　　1200SL HPLC – 6410 Triple Quad 液相色谱 – 质谱联用仪（美国 Agilent 公司）、色谱柱：ZORBOX Eclipse XDB – C_{18}（4.6 mm × 50 mm，1.8 – micron，S. N USWDY07554）；T10 型匀浆机（德国 IKA）；EYELA MG – 2200 型氮吹仪（日本东京理化器械株式会社）；Vortex-Genie 2 涡旋振荡器（美国 Scientific Industries 公司）；Simplicity 超纯水器（美国 Millipore 公司）；MS205DU 型十万分之一电子分析天平（瑞士 Mettlertoledo 公司）；超低温冰箱（Haier，BCD – 568W）；Centrifuge 5415R 台式高速冷冻离心机（德国 Eppendorf 公司）；KQ – 250DE 型数控超声波清洗器（昆山市超声仪器有限公司）；系列精密移液器（德国 Eppendorf 公司）。

（二）试药

　　丹红注射液、丹参注射液同本章第二节。丹参素（批号：151106）、原儿茶醛（批号：161010）、原儿茶酸（批号：Z30M6L1）、紫草酸（批号：161224）、丹酚酸B（批号：161108）、对香豆酸（批号：170310）、丹酚酸D（批号：142994 – 47 – 8）、丹酚酸A（批号：151017）、丹酚酸C（批号：170105）、7 – 羟基黄酮（批号：Z12N6H5844）、抗坏血酸（批号：J07N7R24305）均购自上海远慕生物科技有限公司，纯度≥98%；迷迭香酸（纯度98.5%，批号111871 – 201505）、羟基红花黄色素（纯度 92.5%，批号：111637 - 201207）购自中国食品药品检定研究院；乙腈（美国 Fisher Scientific，质谱级，批号：158279），乙酸乙酯（美国 MRE-DA，色谱级，批号：095175），甲酸（Fluka，质谱级，批号：BCBM44407V）；水合氯醛；氢氧化钠。

（三）实验动物及饲养环境

雄性 SD 大鼠 20 只，体重 240～260 g，SPF 级，由广东省医学实验动物中心提供，合格证号：SCXK-(粤)2013 - 0002。经中山大学生命科学学院动物伦理委员会批准饲养于中山大学海洋与中药实验室 SPF 级动物房，许可证号：SCXK-(粤)2014 - 0020。观察室温度 20～23 ℃，相对湿度 50%～65%，颗粒饲料，在实验动物适应新环境一周后开始实验，实验过程中采取适当方法减轻对动物的伤害。

【实验部分】

（一）动物分组及给药

20 只大鼠随机分为 2 组：丹参注射液给药组、丹红注射液给药组，给药剂量 3 mL·kg^{-1}·d^{-1}。实验动物在饲养环境中适应一周后开始肌肉注射给药，每天给药一次，连续给药 10 d。

（二）样品收集

第 9 d 给药后禁食不禁水 12 h，第 10 d 给药后立即使用 10% 水合氯醛 0.35 mL/100 g 腹腔注射麻醉，给药 15 min 后心脏取血至肝素抗凝管。取血后立即取脑，用生理盐水冲洗，并用滤纸吸干后置 -80 ℃ 冰箱保存。血液 5000 r/min 离心 5 min 后，取上层血浆，置 -80 ℃ 冰箱保存。

（三）检测条件

1. 色谱条件

以乙腈（含 0.1% 甲酸）为流动相 A，以 0.1% 甲酸为流动相 B，按表 2 - 1 进行梯度洗脱，流速 0.4 mL/min，进样量 10 μL，柱温 40 ℃。

表 2 - 1　流动相洗脱梯度

时间（min）	流动相 A（%）	流动相 B（%）
0.00	20	80
0.10	50	50

续上表

时间（min）	流动相 A（%）	流动相 B（%）
2.10	50	50
2.20	20	80

2. 质谱条件

采用电喷雾负离子（ESI⁻）多反应离子监测模式（MRM）进行检测。离子源参数：Capillary 4000 V，Drying Gas 10 L·min⁻¹，Neb Pressure 25 psi，Gas Temp 350 ℃。MRM 参数如表 2 - 2 所示。Agilent MassHunter 软件用于定性和定量分析。

表 2 - 2　各成分 MRM 参数

成　　分	母离子（m/z）	子离子（m/z）	碎裂电压（V）	碰撞能（V）
丹参素	197	179	100	5
原儿茶酸	153	109	100	10
原儿茶醛	137	108	120	23
丹酚酸 D	417	175	120	16
紫草酸	537	295	105	14
丹酚酸 A	493	295	125	11
迷迭香酸	359	161	90	13
丹酚酸 B	717	519	150	15
丹酚酸 C	491	293	135	18
7 - 羟基黄酮	237	208	165	26

（四）溶液的配制

1. 对照品储备液的配制

精密称取原儿茶酸、原儿茶醛、丹酚酸 D、紫草酸、丹酚酸 A、迷迭香酸、丹酚酸 C 的对照品各 10 mg，分别置 10 mL 量瓶中，加甲醇溶解并稀释至刻度；精密称取丹参素 10 mg，置 10 mL 量瓶中，加 20% 甲醇溶解并稀释至刻度；精密称取丹酚酸 B 10 mg，置 10 mL 量瓶中，加 70% 甲醇溶解并稀释至刻度，混匀，分别制得 9 个化合物浓度均为 1 mg/mL 的对照品储备液，4 ℃ 保存待用。

2. 内标溶液的配制

精密称取 7 - 羟基黄酮 10 mg，置 10 mL 量瓶中，加甲醇溶解并稀释至刻度，制成 1 mg/mL 的 7 - 羟基黄酮的内标工作液，4 ℃ 保存备用。

3. 校正标样及质控样品的制备

分别取 9 种对照品储备液适量，制得混合对照品溶液，并使用 50% 甲醇将其逐级稀释，制备成不同浓度的混合对照品溶液。取空白脑匀浆 100 μL 或空白血浆 50 μL，然后分别加入相应质量浓度的校正标样工作液与质控样品工作液 5 μL（对照品浓度如表 2-3、表 2-4 所示），制成脑组织与血浆校正标样与质控样品。

表 2-3 脑组织校正标样工作液及质控样品工作液浓度（μg/mL）

成 分	校正样品								质控样品		
	1	2	3	4	5	6	7	8	低	中	高
丹参素	5	10	20	50	100	250	400	500	15	125	275
原儿茶酸	0.06	0.12	0.3	0.6	1.2	3	4.8	6	0.18	1.5	4.5
原儿茶醛	0.1	0.2	0.5	1	2	5	8	10	0.3	2.5	7.5
丹酚酸 D	0.5	1	2.5	5	10	25	40	50	1.5	12.5	37.5
紫草酸	0.06	0.12	0.3	0.6	1.2	3	4.8	6	0.18	1.5	4.5
丹酚酸 A	0.05	0.1	0.25	0.5	1	2.5	4	5	0.15	1.25	3.75
迷迭香酸	0.8	1.6	4	8	16	40	64	80	2.4	20	60
丹酚酸 B	0.1	0.2	0.5	1	2	5	8	10	0.3	2.5	7.5
丹酚酸 C	0.15	0.3	0.75	1.5	3	7.5	12	15	0.45	3.75	11.25

表 2-4 血浆校正标样工作液及质控样品工作液浓度（μg/mL）

成 分	校正样品								质控样品		
	1	2	3	4	5	6	7	8	低	中	高
丹参素	1.2	2.4	6	12	24	60	96	120	3.6	30	90
原儿茶酸	0.2	0.4	1	2	4	10	16	20	0.6	5	15
原儿茶醛	0.4	0.8	2	4	8	20	32	40	1.2	10	30
丹酚酸 D	2.4	4.8	12	24	48	120	192	240	7.2	60	180
紫草酸	0.8	1.6	4	8	16	40	64	80	2.4	20	60
丹酚酸 A	1.2	2.4	6	12	24	60	96	120	3.6	30	90
迷迭香酸	0.6	1.2	3	6	12	30	48	60	1.8	15	45
丹酚酸 B	0.6	1.2	3	6	12	30	48	60	1.8	15	45
丹酚酸 C	1.6	3.2	8	16	32	80	128	160	4.8	40	120

（五）样品的处理

1. 脑组织样品的处理

按 1 g 脑组织加 2 mL 生理盐水的比例制备脑匀浆。取脑匀浆 100 μL，加入 5

μL 420 nmol/L 的 7 – 羟基黄酮，再加入 100 μL 6 mol/L 盐酸进行酸化（含有 20 mmol/L 抗坏血酸），3 min 后加 1000 μL 乙酸乙酯，涡旋 1 min。13000 r/min 离心 10 min，取 900 μL 的上清液，用 N_2 吹干。再用 50 μL 50% 甲醇（含有 25 mmol/L 甲酸）复溶，超声 3 min，涡旋 1 min，之后 13000 r/min 离心 10 min，取上清液注入 HPLC-MS/MS 系统中进行后续分析。

2. 血浆样品的处理

取血浆 50 μL，加入 5 μL 420 nmol/L 的 7 – 羟基黄酮，再加入 50 μL 6mol/L 盐酸进行酸化（含有 20 mmol/L 抗坏血酸），3 min 后加 500 μL 乙酸乙酯，涡旋 1 min。13000 r/min 离心 10 min，取 450 μL 的上清液，用 N_2 吹干。再用 100 μL 50% 甲醇（含有 25 mmol/L 甲酸）复溶，超声 3 min，涡旋 1 min，之后使用 13000 r/min离心 10 min，取上清液注入 HPLC-MS/MS 系统中进行后续分析[75]。

【实验结果】

（一）方法学考察

1. 专属性

按照表 2 – 2 中的 MRM 参数，对丹参素、原儿茶酸、原儿茶醛、丹酚酸 D、紫草酸、丹酚酸 A、迷迭香酸、丹酚酸 B、丹酚酸 C 及内标 7 – 羟基黄酮进行母离子及子离子扫描，结果如图 2 – 14 所示。由于丹酚酸 A 的离子碎片 [SAA – H] 与紫草酸的离子碎片 [LHA – CO_2 – H] 的 m/z 大小相同，导致丹酚酸 A 与内源性碎片 LHA 不可区分，使用 ZORBOX Eclipse XDB – C_{18}（4.6 mm × 50 mm，1.8 – micron，S. N USWDY 07554）色谱柱可对二者进行分离，从而根据相对保留时间区分二者。

结果表明：目标成分丹参素、原儿茶酸、原儿茶醛、丹酚酸 D、紫草酸、丹酚酸 A、迷迭香酸、丹酚酸 B、丹酚酸 C 与内标 7 – 羟基黄酮之间无干扰。

2. 残留效应

通过在注射高质量浓度血浆质控样品后，注射空白样品来估计残留。结果表明：空白样品中未检出目标成分丹参素、原儿茶酸、原儿茶醛、丹酚酸 D、紫草酸、丹酚酸 A、迷迭香酸、丹酚酸 B、丹酚酸 C，无残留效应。

3. 线性范围及定量下限

采用最小二次加权法，以目标成分峰面积与内标峰面积之比为纵坐标 Y、目标成分质量浓度为横坐标 X 进行线性回归，得线性回归方程，确定血浆及脑组织中各成分浓度的线性范围及定量下限。结果（表 2 – 5、表 2 – 6）表明：在线性范围内，

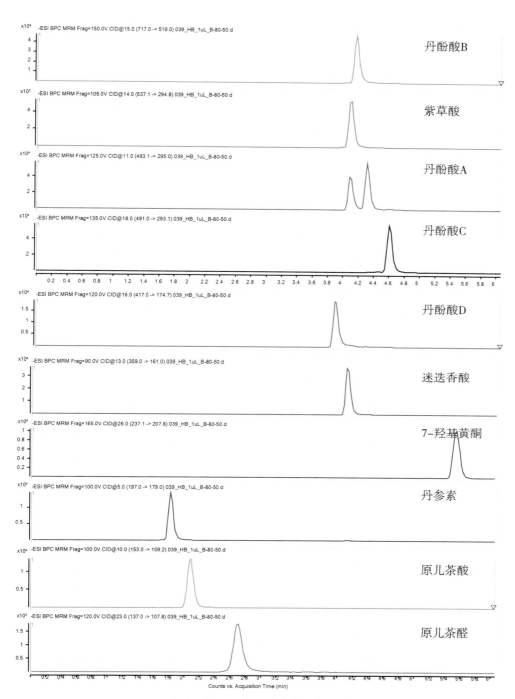

图 2 - 14　各成分及内标的 MRM

丹参素、原儿茶酸、原儿茶醛、丹酚酸 D、紫草酸、丹酚酸 A、迷迭香酸、丹酚酸 B、丹酚酸 C 在脑组织和血浆中的峰面积与浓度之间均呈良好的线性关系。

表 2-5 脑组织中 9 种丹参成分的线性范围及定量下限

成　分	线性回归方程	线性范围（ng/mL）	相关系数（r）	定量下限
丹参素	$Y = 8.4453 \times 10^{-5}X + 0.0115$	500～5000	0.9990	500
原儿茶酸	$Y = 0.0022X + 0.0138$	6～600	0.9977	6
原儿茶醛	$Y = 2.4483 \times 10^{-4}X + 0.0074$	10～1000	0.9930	10
丹酚酸 D	$Y = 0.0011X - 0.0551$	500～5000	0.9945	500
紫草酸	$Y = 5.8274 \times 10^{-4}X - 0.0047$	12～1200	0.9931	12
丹酚酸 A	$Y = 0.0024X + 0.0535$	5～500	0.9936	5
迷迭香酸	$Y = 0.0022X + 0.1025$	80～8000	0.9963	80
丹酚酸 B	$Y = 0.0045X + 0.0141$	10～1000	0.9928	10
丹酚酸 C	$Y = 0.0039X + 0.1076$	15～1500	0.9892	15

表 2-6 血浆中 9 种丹参成分的线性范围及定量下限

成　分	线性回归方程	线性范围（ng/mL）	相关系数（r）	定量下限
丹参素	$Y = 3.4195 \times 10^{-4}X - 7.4739 \times 10^{-5}$	60～6000	0.9958	60
原儿茶酸	$Y = 0.0013X + 0.0027$	10～1000	0.9964	10
原儿茶醛	$Y = 4.8401 \times 10^{-4}X - 6.4299 \times 10^{-4}$	20～2000	0.9920	20
丹酚酸 D	$Y = 0.0032X - 0.1282$	120～12000	0.9968	120
紫草酸	$Y = 5.6315 \times 10^{-4}X + 0.0054$	40～4000	0.9945	40
丹酚酸 A	$Y = 0.0028X - 0.0576$	60～6000	0.9963	60
迷迭香酸	$Y = 0.0043X - 0.0290$	30～3000	0.9925	30
丹酚酸 B	$Y = 0.0043X - 0.0523$	30～3000	0.9964	30
丹酚酸 C	$Y = 0.0084X - 0.0175$	80～8000	0.9901	80

4. 精密度与准确度

取 100 μL 空白脑匀浆或 50 μL 空白血浆，制备供试品。取质控样品上清液 10 μL 进样测定，每个浓度平行 5 份，计算精密度和准确度。结果（表 2-7、表 2-8）表明：丹参素、原儿茶酸、原儿茶醛、丹酚酸 D、紫草酸、丹酚酸 A、迷迭香酸、丹酚酸 B、丹酚酸 C 在脑组织及血浆中浓度测定的精密度与准确度符合生物样品测定要求。

表2-7　精密度与准确度（脑组织）

成　分	加入值 （ng/mL）	测得值 （ng/mL）	精密度 RSD（%） （n=5）	准确度（%） （n=5）
丹参素	1500	1511±43.30	2.87	100.75±2.89
	12500	13622±676.99	4.97	108.98±5.42
	27500	30836±646.49	2.11	112.13±2.36
原儿茶酸	18	18.02±0.84	4.68	99.88±4.68
	150	146.1±4.82	3.30	97.42±3.22
	450	464.1±37.97	8.18	103.13±8.44
原儿茶醛	30	26.81±1.72	6.40	89.36±5.72
	250	278.51±9.43	3.39	111.40±3.77
	750	839.38±2.62	0.31	111.92±0.35
丹酚酸 D	150	164.1±3.71	2.26	109.39±2.47
	1250	1401±43.75	3.12	112.12±3.50
	3750	3967±55.68	1.40	105.78±1.48
紫草酸	18	19.03±0.04	0.22	105.71±0.23
	150	171.0±0.26	0.15	114.01±0.17
	450	494.4±24.44	4.94	109.86±5.46
丹酚酸 A	15	15.06±0.10	0.68	100.43±0.68
	125	118.4±3.25	2.74	94.71±2.60
	375	406.8±5.52	1.36	108.4±1.47
迷迭香酸	240	230.0±19.92	8.66	95.84±8.30
	2000	2000±45.64	2.28	100.04±2.28
	6000	5514±358.18	6.50	91.90±5.97
丹酚酸 B	30	30.01±0.02	0.07	100.04±0.07
	250	236.8±9.74	4.12	94.70±3.90
	750	837.6±33.89	4.05	111.68±4.52
丹酚酸 C	45	49.49±0.43	0.86	109.97±0.95
	375	349.6±11.92	3.41	93.22±3.18
	1125	1013.03±2.53	0.25	90.05±0.22

表 2 - 8　精密度与准确度结果（血浆）

成　　分	加入值 （ng/mL）	测得值 （ng/mL）	精密度 RSD（%） （n = 5）	准确度（%） （n = 5）
丹参素	180	199.7 ± 2.96	1.48	110.95 ± 1.64
	1500	1579 ± 33.23	2.10	105.28 ± 2.22
	4500	4860 ± 132.72	2.73	107.99 ± 2.95
原儿茶酸	30	33.33 ± 0.96	2.87	111.11 ± 3.19
	250	269.1 ± 8.35	3.10	107.65 ± 3.34
	750	759.1 ± 45.59	6.01	101.21 ± 6.08
原儿茶醛	60	66.00 ± 1.06	1.61	110.01 ± 1.77
	500	536.3 ± 4.14	0.77	107.26 ± 0.83
	1500	1582 ± 53.99	3.41	105.53 ± 3.60
丹酚酸 D	360	260.0 ± 16.52	6.35	108.32 ± 6.88
	3000	2145 ± 58.75	2.74	107.26 ± 2.94
	9000	6307 ± 194.26	3.08	105.12 ± 3.24
紫草酸	120	121.2 ± 3.62	2.99	100.96 ± 3.01
	1000	935.9 ± 32.02	3.42	93.59 ± 3.20
	3000	3446 ± 9.93	0.29	114.87 ± 0.33
丹酚酸 A	180	193.7 ± 6.88	3.55	107.63 ± 3.82
	1500	1669 ± 23.97	1.44	111.30 ± 1.60
	4500	4713 ± 86.57	1.84	104.74 ± 1.92
迷迭香酸	90	99.25 ± 3.80	3.83	110.27 ± 4.22
	750	768.4 ± 15.29	1.99	102.45 ± 2.04
	2250	2332 ± 126.37	5.42	103.67 ± 5.62
丹酚酸 B	90	97.85 ± 1.12	1.15	108.72 ± 1.25
	750	744.1 ± 18.73	2.52	99.21 ± 2.50
	2250	2562 ± 68.19	2.66	113.85 ± 3.03
丹酚酸 C	240	256.2 ± 5.71	2.23	106.75 ± 2.38
	2000	1980 ± 66.58	3.36	99.01 ± 3.33
	6000	5508 ± 192.18	3.49	91.80 ± 3.20

5. 提取回收率

取 100 μL 空白脑匀浆或 50 μL 空白血浆，制备 QC 样品；另取 100 μL 空白脑匀浆或 50 μL 空白血浆，不加内标，制备供试品后加入 5 μL 质控样品工作液与 5 μL 内标溶液，并加流动相复溶，使复溶总体积保持一致，制得 SAE 样品。分别测定 QC 样品与 SAE 样品，计算提取回收率。

$$提取回收率 = (A_{目标成分}/A_{内标})_{QC}/(A_{目标成分}/A_{内标})_{SAE}$$

式中：$(A_{目标成分}/A_{内标})_{QC}$ 是指 QC 样品的目标成分峰面积与内标峰面积之比，$(A_{目标成分}/A_{内标})_{SAE}$ 是指 SAE 样品的目标成分峰面积与内标峰面积之比。脑组织和血浆中 9 种化合物的提取回收率测定结果如表 2-9 所示。结果表明：丹参素、原儿茶酸、原儿茶醛、丹酚酸 D、紫草酸、丹酚酸 A、迷迭香酸、丹酚酸 B、丹酚酸 C 在低、中、高浓度水平下的提取回收率差异小于 15%，符合生物样品检测要求。

表 2-9 脑组织及血浆中 9 种丹参成分的提取回收率

成 分	脑组织		血 浆	
	样品浓度（ng/mL）	提取回收率（%）	样品浓度（ng/mL）	提取回收率（%）
丹参素	1500	59.95	180	65.07
	12500	59.69	1500	58.56
	27500	52.83	4500	63.78
原儿茶酸	18	86.79	30	74.61
	150	80.92	250	66.52
	450	80.90	750	73.97
原儿茶醛	30	76.76	60	51.05
	250	75.88	500	55.34
	750	79.01	1500	65.40
丹酚酸 D	150	57.54	360	68.64
	1250	52.23	3000	71.59
	3750	66.65	9000	75.92
紫草酸	18	85.67	120	89.45
	150	70.71	1000	79.35
	450	63.74	3000	77.74
丹酚酸 A	15	87.18	180	76.50
	125	66.80	1500	78.18
	375	75.51	4500	80.77

续上表

成　分	脑组织		血　浆	
	样品浓度（ng/mL）	提取回收率（%）	样品浓度（ng/mL）	提取回收率（%）
迷迭香酸	240	86.04	90	88.16
	2000	82.55	750	86.20
	6000	94.94	2250	88.12
丹酚酸 B	30	78.51	90	75.48
	250	64.84	750	75.75
	750	76.33	2250	77.09
丹酚酸 C	45	110.88	240	93.33
	375	75.56	2000	91.93
	1125	82.32	6000	88.53

6. 基质效应

　　取 100 μL 空白脑匀浆或 50 μL 空白血浆，不加内标，制备供试品后加入 5 μL 质控样品工作液与 5 μL 内标溶液，并加流动相复溶，使复溶总体积保持一致，制得 SAE 样品。另取 5 μL 质控样品工作液与 5 μL 内标溶液，制得 Sol 样品。分别测定 SAE 样品与 Sol 样品，计算基质效应。

$$基质效应 = （A_{目标成分}/A_{内标}）_{SAE}/（A_{目标成分}/A_{内标}）_{Sol}$$

式中：$（A_{目标成分}/A_{内标}）_{SAE}$ 是指 SAE 样品的目标成分峰面积与内标峰面积之比；$（A_{目标成分}/A_{内标}）_{Sol}$ 是指 Sol 样品的目标成分峰面积与内标峰面积之比。脑组织和血浆中 9 种化合物的基质效应测定结果如表 2 - 10 所示。结果表明：丹参素、原儿茶酸、原儿茶醛、丹酚酸 D、紫草酸、丹酚酸 A、迷迭香酸、丹酚酸 B、丹酚酸 C 在低、中、高浓度水平下的基质效应差异小于 15%，符合生物样品检测要求。

表 2 - 10　脑组织及血浆中 9 种丹参成分的基质效应（$n=3$）

成　分	脑组织		血　浆	
	样品浓度（ng/mL）	基质效应（%）	样品浓度（ng/mL）	基质效应（%）
丹参素	1500	48.36	180	42.89
	12500	47.69	1500	41.59
	27500	46.07	4500	51.37
原儿茶酸	18	90.73	30	83.57
	150	75.42	250	78.51
	450	71.04	750	82.47

续上表

成　分	脑组织		血　浆	
	样品浓度（ng/mL）	基质效应（%）	样品浓度（ng/mL）	基质效应（%）
原儿茶醛	30	108.88	60	88.33
	250	109.66	500	93.71
	750	108.29	1500	96.65
丹酚酸 D	150	94.79	360	95.27
	1250	117.59	3000	89.38
	3750	100.22	9000	94.24
紫草酸	18	96.96	120	91.11
	150	105.34	1000	89.98
	450	93.66	3000	93.64
丹酚酸 A	15	101.35	180	92.15
	125	108.26	1500	89.89
	375	96.40	4500	94.60
迷迭香酸	240	84.45	90	89.51
	2000	96.70	750	86.48
	6000	90.02	2250	92.66
丹酚酸 B	30	96.94	90	94.47
	250	108.32	750	88.97
	750	97.33	2250	91.72
丹酚酸 C	45	81.42	240	97.28
	375	85.97	2000	86.29
	1125	72.77	6000	88.24

（二）红花对丹参成分透过血脑屏障的影响

丹参注射液给药组与丹红注射液给药组大鼠血浆与脑组织，分别制备供试品并进行测定，并计算丹参素、原儿茶酸、原儿茶醛、丹酚酸 D、紫草酸、丹酚酸 A、迷迭香酸、丹酚酸 B、丹酚酸 C 在各给药组中的脑/血浓度，如表 2-11、表 2-12 所示。

表 2-11　丹红注射液给药组中 9 种丹参成分含量测定结果

成　　分	脑组织浓度（ng/g）	血浆浓度（ng/mL）
丹参素	62.1 ± 37.7	3937.3 ± 1094.3
原儿茶酸	5.0 ± 1.5	179.1 ± 60.2
丹酚酸 D	51.9 ± 12.0	7920.9 ± 1020.9
丹酚酸 A	5.3 ± 1.7	5342.5 ± 1752.7
紫草酸	10.3 ± 4.1	1285.7 ± 227.5
原儿茶醛	2.7 ± 2.3	82.5 ± 11.2
迷迭香酸	18.9 ± 9.8	738.4 ± 249.0
丹酚酸 B	7.7 ± 2.9	780.2 ± 255.9
丹酚酸 C	10.9 ± 5.2	141.5 ± 38.8

表 2-12　丹参注射液给药组中 9 种丹参成分含量测定结果

成　　分	脑组织浓度（ng/g）	血浆浓度（ng/mL）
丹参素	37.5 ± 19.1	3546.8 ± 1290.6
原儿茶酸	4.6 ± 1.4	155.2 ± 60.2
丹酚酸 D	108.1 ± 31.8	20761.8 ± 3617.6
丹酚酸 A	3.6 ± 0.9	569.0 ± 302.1
紫草酸	9.8 ± 5.5	1587.0 ± 712.1
原儿茶醛	3.1 ± 3.5	80.9 ± 15.8
迷迭香酸	12.2 ± 0.8	629.6 ± 284.4
丹酚酸 B	7.5 ± 1.6	1591.9 ± 583.9
丹酚酸 C	11.2 ± 3.7	231.6 ± 67.0

实验结果表明：原儿茶醛、迷迭香酸、丹酚酸 B、丹酚酸 C 在脑组织中的浓度低于检测的定量下限，且由于动物个体差异较大，因此结果偏差较大。在丹参素、原儿茶酸、丹酚酸 D、丹酚酸 A、紫草酸这 5 种成分中，丹红注射液组的丹参素、丹酚酸 D、紫草酸透过率均高于丹参注射液组，丹酚酸 A、原儿茶酸透过率低于丹参注射液组，说明红花有可能选择性地对丹参成分透过血脑屏障有促进作用。

（三）小结

本节实验使用 HPLC-MS/MS 方法，建立了 SD 大鼠脑组织、血浆中丹参素、原儿茶酸、原儿茶醛、丹酚酸 D、紫草酸、丹酚酸 A、迷迭香酸、丹酚酸 B、丹酚酸 C 这 9 种丹参成分质量浓度的方法。通过分别检测丹红注射液给药组与丹参给药组大鼠脑组织和血浆中 9 种丹参成分浓度，结果表明红花有可能选择性地促进部分丹参成分透过血脑屏障。

第五节　丹红注射液活性组分群药效验证

本节进一步利用急性大鼠气滞血瘀模型，对丹红注射液活性组分群的药效进行验证，并与丹红注射液原处方进行比较。

【实验材料】

（一）实验动物

雄性 SD 大鼠 32 只，体重 240～260 g，SPF 级，由广东省医学实验动物中心提供，合格证号：SCXK-(粤)2013－0002。

（二）实验药品与试剂

丹红注射液（山东丹红制药有限公司，批号：15121018）；羟基红花黄色素 A（批号：11637－201207），购自中国药品生物制品检定所，纯度为 92.5%；丹酚酸 A（批号：151017）、迷迭香酸（批号：150210）、丹参素（批号：151106）、紫草酸（批号：151004）、丹酚酸 B（批号：121521）、丹酚酸 D（批号：142998）、对香豆酸（批号：150927），购自上海远慕生物科技有限公司，纯度经 HPLC 检测均大于 98%；0.1% 盐酸肾上腺素注射液（上海禾丰制药有限公司，批号：130301），用生理盐水稀释至 0.4 mg/mL；0.9% 氯化钠注射液二水合柠檬酸三钠；水合氯醛（水合三氯乙醛）。

（三）实验仪器

Ultimate 3000 DGLC 高效液相色谱仪（美国 Dionex 公司，DGP－3600SD 双三元泵、SRD－3600 脱气机、WPS－3000SL 自动进样器、TCC3000－RS 柱温箱、DAD 检测器、Chromeleon7.2 数据处理软件）；色谱柱：Elite Hypersil ODS2（4.6 mm × 250 mm，5 μm，S.N. E2618699）。涡旋振荡器：Scientific Industries Vortex－Genie 2；十万分之一电子天平：Sartorius BP211D；超低温冰箱：海尔 BCD－568W；冷冻离心机：Eppendorf 5430R、TD5A－WS、TDL－5M；北京普利生 LBY－N6B 全自动自清洗血流变仪。

（四）实验环境

经中山大学生命科学学院动物伦理委员会批准饲养于中山大学海洋与中药实验室 SPF 级动物房，许可证号：SCXK-(粤)2009 - 0020。观察室温度 20 ~ 23 ℃，相对湿度 50% ~ 65%，颗粒饲料，在实验动物适应新环境一周后开始实验，在实验过程中采取适当方法减轻对动物的伤害。药效指标检测在广州医药工业研究院药物非临床评价研究中心动物医学部、中山大学海洋与中药实验室进行。

【实验部分】

（一）活性成分群样品的制备

根据丹红注射液中各成分的含量，精密称取丹参素、羟基红花黄色素 A、对香豆酸、丹酚酸 D、迷迭香酸、紫草酸、丹酚酸 B、丹酚酸 A 适量，加生理盐水制成每 1 mL 含丹参素 1.17 mg、羟基红花黄色素 A 0.76 mg、对香豆酸 0.033 mg、丹酚酸 D 0.14 mg、迷迭香酸 0.25 mg、紫草酸 0.075 mg、丹酚酸 B0.65 mg、丹酚酸 A 0.77 mg 的溶液，即得。

分别精密量取丹红注射液及活性成分群样品 2 mL，各置于 10 mL 量瓶中，加 0.2% 冰醋酸的 10% 甲醇溶液稀释至刻度，摇匀，滤过。分别吸取上述两种样品溶液 5 μL，注入液相色谱仪测定。检测条件为：以乙腈为流动相 A，以 0.05% 三氟乙酸溶液为流动相 B，按表 2 - 13 中的规定进行梯度洗脱；流速为每分钟 0.8 mL，柱温为 40 ℃；检测波长为 288 nm。

表 2 - 13　流动相洗脱程序

时间（min）	流动相 A（%）	流动相 B（%）
0 ~ 65	2→30	98→70
65 ~ 75	30	70
75 ~ 76	30→2	70→98

（二）急性血瘀大鼠模型的构建

1. 实验分组及给药

大鼠随机分为 4 组，分别为正常组、急性血瘀模型组、丹红注射液组（3 mL·kg^{-1}·d^{-1}）、丹红活性成分群组（3 mL·kg^{-1}·d^{-1}）。实验动物在饲养环境中适应一周后开始给药，给药方式为肌肉注射，空白对照组与模型组肌肉注射同体积生理盐水，每天给药一次，连续给药 10 d。

2. 大鼠急性血瘀模型建立

末次给药后 30 min，除正常组外其余各组大鼠均皮下注射盐酸肾上腺素 0.8 mg/kg，正常组大鼠皮下注射等生理盐水，过 2 h 后除正常组外其余各组大鼠均浸入 0～4 ℃冰水内进行冷刺激 5 min，2 h 后再次皮下注射等量盐酸肾上腺素 0.8 mg/kg，处置后禁食 12 h 后各组进行给药，1 h 后 10% 水合氯醛 0.35 mL/100 g 腹腔注射麻醉，腹主动脉采血，枸橼酸钠 1∶9 抗凝，血样处理及检测全部按照标准操作规程进行，所取血液全部用于血液流变相关药效指标检测。

3. 大鼠血液药效指标检测

取 1.5 mL 抗凝血液放入 TDL-5M 冷冻离心机进行离心（3820 r/min，15 min，20 ℃）得血浆，抗凝血液放入北京普利生 LBY-N6B 全自动自清洗血流变仪进行全血黏度（WBV，5 s^{-1}、30 s^{-1}、50 s^{-1}、150 s^{-1}、200 s^{-1}）指标的检测。

4. 数据处理方法

所得计量资料均以均值±标准差表示，采用 SPSS 18.0 版本运用单因素方差分析（ANOVA）及 T 检验的方法进行数据处理，P 值小于 0.05 及 P 值小于 0.01 认为存在统计学差异。

【实验结果】

（一）活性成分群样品的制备

检测结果表明：制备得到的活性成分群各成分含量与丹红注射液中的含量相当，如图 2-15、图 2-16、表 2-14 所示。

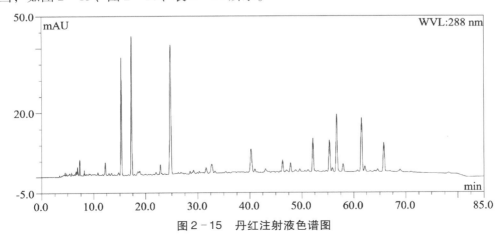

图 2-15　丹红注射液色谱图

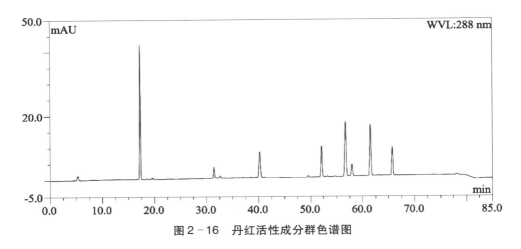

图 2 - 16　丹红活性成分群色谱图

表 2 - 14　丹红注射液与活性成分群各峰的峰面积

峰面积	丹参素	羟基红花黄色素 A	对香豆酸	丹酚酸 D	迷迭香酸	紫草酸	丹酚酸 B	丹酚酸 A
丹红注射液	8.4130	0.5282	2.5271	2.8816	5.5137	0.7157	5.0020	2.9743
活性成分群	8.2528	0.4883	2.6520	2.7463	5.3918	0.7094	5.0701	3.0724

(二) 血液流变指标检测

全血黏度升高是血液高凝状态的宏观体现，被认为是绝大多数心脑血管疾病的重要危险因素之一。实验结果（图 2 - 17 ～ 图 2 - 21）表明：模型组全血黏度在 $5\ s^{-1}$、$30\ s^{-1}$、$50\ s^{-1}$、$150\ s^{-1}$、$200\ s^{-1}$ 切变率下显著升高（$P < 0.05$）；丹红注射液及活性成分群对 5 个切变率下全血黏度均有一定改善作用，丹红注射液药效稍优于活性成分群，但二者作用无显著差异。

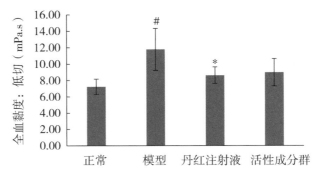

图 2 - 17　给药后（$5\ s^{-1}$切变率下）全血黏度的改善情况

注：# 与正常组相比 $P < 0.05$，* 与模型组相比 $P < 0.05$（$n = 8$），下同。

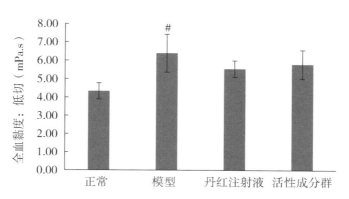

图 2 - 18　给药后（30 s⁻¹切变率下）全血黏度的改善情况

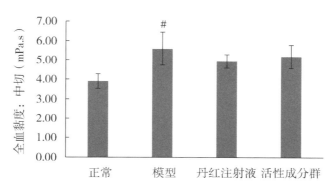

图 2 - 19　给药后（50 s⁻¹切变率下）全血黏度的改善情况

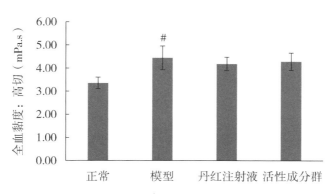

图 2 - 20　给药后（150 s⁻¹切变率下）全血黏度的改善情况

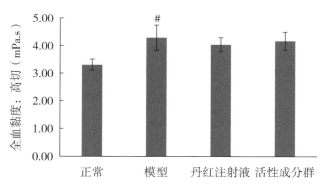

图2-21　给药后（200 s^{-1}切变率下）全血黏度的改善情况

（三）小结

本节动物药效实验考察了丹红注射液活性成分群对急性血瘀大鼠的血液流变改善作用。结果显示：丹红注射液及其活性成分群均可显著降低大鼠血液黏度，从而有效抑制血液高凝状态的出现，对心脑血管疾病的发生起到很好的预防作用。活性成分群与丹红注射液在调节血浆黏度方面的药效作用大体相当。

第六节　本 章 小 结

在多项与心血管疾病相关的药效指标方面，丹参和红花可在免疫、炎症、氧化应激和器官保护方面发挥协同互补作用；在对肌酐含量的作用上丹参可抑制红花引发的肌酐值升高，提示二者配伍可增强丹红注射液药效并降低副作用。

在改善脑微循环方面，红花的作用侧重于促进血液流动，而丹参的作用侧重于稳定血液流速、维持组织血流供应。为了探究其相关机制，我们对丹参与红花配伍前后丹参主要活性成分在脑组织中的浓度进行了检测，成分浓度很低，但仍表现出红花选择性地促进丹参成分透过血脑屏障的趋势。此外，药效评价结果均表明，与丹红、红花单味药材相比，丹红注射液药效最佳，这也进一步确证了丹红注射液组方的科学性和合理性。

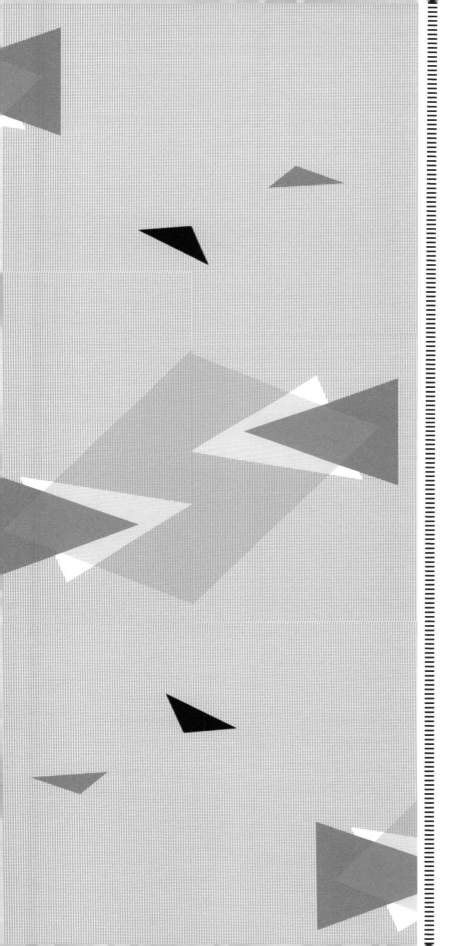

第三章 丹红注射液投料药材与成品成分的相关性研究

第一节　概　述

目前，丹红注射液与其投料药材成分间的相关性尚不明确，本章针对此问题开展研究。通过比较 HPLC 色谱图，定性分析生产过程中的成分变化，并根据前期全成分分析与谱效学研究结果，选择影响丹红注射液质量的核心成分丹参素、原儿茶醛、对香豆酸、丹酚酸 D、迷迭香酸、紫草酸、丹酚酸 B、丹酚酸 A 进行定量分析，探讨各成分在投料药材、中间体及成品注射液中含量的变化规律。

第二节　成品与药材成分的相关性研究

【实验材料】

（一）仪器

十万分之一电子分析天平（MS205DU，瑞士 Mettler toledo 公司）；Ultimate 3000 DGLC 高效液相色谱仪（美国 Dionex 公司，DGP－3600SD 双三元泵、SRD－3600 脱气机、WPS－3000SL 自动进样器、TCC3000－RS 柱温箱、DAD 检测器、Chromeleon7.2 数据处理软件）；色谱柱：Welch Ultimate XB－C$_{18}$（4.6 mm × 250 mm，5 μm）。

（二）试剂

乙腈（Honeywell Burdick & Jackson，色谱纯）；三氟乙酸（麦克林，色谱纯）；乙酸乙酯（天津市大茂化学试剂厂，分析纯）；冰醋酸（阿拉丁，色谱纯）；甲醇（天津市大茂化学试剂厂，分析纯）。

（三）试药

迷迭香酸（纯度98.5%）购自中国食品药品检定研究院；原儿茶醛、丹参素、对香豆酸、丹酚酸 B、丹酚酸 D、紫草酸、丹酚酸 A 购自上海远慕生物科技有限公司，纯度≥98%；三批丹红注射液及对应原料药材、中间体（批号如表 3－1 所示）；丹红注射液（批号：17071057），用于方法学验证。

表3-1　三批次丹红注射液及对应原料药材、中间体

生产批次	丹参药材	红花药材	中间体	丹红注射液
第一批	160901	160802	1609062	16091059
第二批	160902	160901	1609086	16101017
第三批	160903	160901	1610022	16101040

【实验部分】

（一）对照品溶液的制备

分别精密称取原儿茶醛、丹参素、对香豆酸、迷迭香酸、丹酚酸B、丹酚酸D、紫草酸、丹酚酸A对照品适量至棕色量瓶中，加入甲醇溶解定容，制得对照品母液。精密移取上述对照品母液置棕色量瓶中，加0.2%冰乙酸的10%甲醇溶解并定容至刻度，制成混合对照品溶液（每1 mL含70.07 μg原儿茶醛、463.2 μg丹参素、12.02 μg对香豆酸、80.22 μg迷迭香酸、189.0 μg丹酚酸B、61.80 μg丹酚酸D、21.04 μg紫草酸、186.5 μg丹酚酸A）。

（二）供试品溶液的制备

1. 丹参药材供试品溶液

称取丹参药材2.0 g（将药材剪成长不超过5 mm的段状），置回流瓶中，精密加水50 mL，称定重量，置水浴锅上回流2 h，加水补足减失的重量，混匀过滤，取续滤液5 mL置10 mL量瓶中，加水至刻度，摇匀即得丹参供试品溶液。

2. 红花药材供试品溶液

称取红花粉末（过三号筛）约1 g，置150 mL回流瓶中，加水50 mL，称定重量，在沸水浴中回流4 h，取出，放至室温，称定重量，用水补足减失重量，摇匀，滤过，精密量取续滤液25 mL，用乙酸乙酯25 mL振摇提取2次，每次25 mL，合并乙酸乙酯液，蒸干，残渣加10%甲醇溶解并转移至10 mL量瓶中，加10%甲醇稀释至刻度，摇匀，即得。

3. 中间体供试品溶液

称取中间体A 0.65 g、中间体B 0.32 g、中间体C 0.32 g，分别置25 mL量瓶中，加0.2%冰醋酸的10%甲醇溶液稀释至刻度，摇匀，即得。

4. 丹红注射液供试品溶液

精密量取 2 mL 丹红注射液，置 5 mL 量瓶中，加 0.2% 冰醋酸的 10% 甲醇溶液稀释至刻度，摇匀，即得。

（三）色谱条件

以乙腈为流动相 A，以 0.05% 三氟乙酸溶液为流动相 B，按表 3-2 进行梯度洗脱；流速为 0.8 mL/min；柱温为 40 ℃；检测波长为 288 nm；进样量为 10 μL。

表 3-2　流动相洗脱梯度

时间（min）	流动相 A（%）	流动相 B（%）
0～65	2→30	98→70
65～75	30	70
75～76	30→2	70→98

【实验结果】

（一）色谱图比较

丹参药材、红花药材、中间体 A、中间体 B、中间体 C 及丹红注射液的色谱如图 3-1 所示。可以看出，在从丹参、红花投料药材到注射液成品的生产过程中，未出现峰缺失，且生成了 6 种新成分。在各中间体和丹红注射液中均检测到 13 个共有峰，经鉴定分别为：5-羟甲基糠醛、丹参素、原儿茶醛、羟基红花黄色素 A、对香豆酸、丹酚酸 H、丹酚酸 I、丹酚酸 D、紫草酸甲酯、迷迭香酸、紫草酸、丹酚酸 B 和丹酚酸 A。而在丹参药材中没有检到丹酚酸 H、丹酚酸 I、丹酚酸 D、紫草酸甲酯、丹酚酸 A，这 5 种成分可能为生产过程中丹酚酸 B 等酚酸分解转化生成。丹参、红花药材中均未检测到 5-羟甲基糠醛，该成分是在生产过程中己糖高温高压脱水生成的产物。

（二）方法学验证

筛选 8 个含量较高且影响丹红注射液药效的核心成分，建立 HPLC 方法对其进行含量测定。

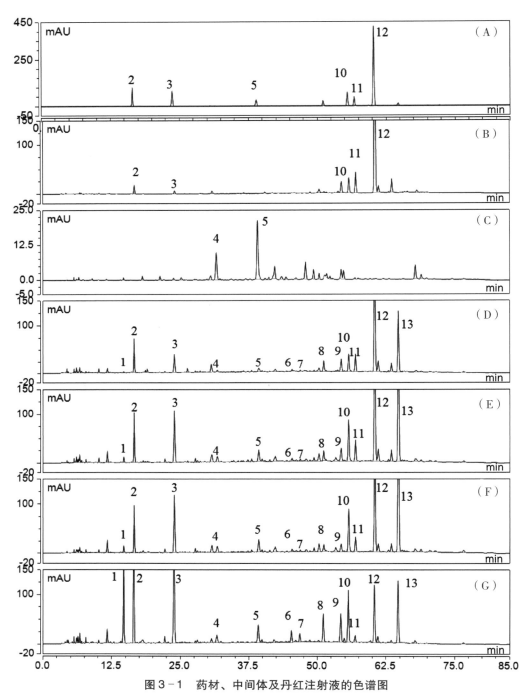

图 3-1　药材、中间体及丹红注射液的色谱图

（A）对照品；（B）丹参药材；（C）红花药材；（D）中间体 A；（E）中间体 B；（F）中间体 C；（G）丹红注射液

1. 5-羟甲基糠醛；2. 丹参素；3. 原儿茶醛；4. 羟基红花黄色素 A；5. 对香豆酸；6. 丹酚酸 H；7. 丹酚酸 I；8. 丹酚酸 D；9. 紫草酸甲酯；10. 迷迭香酸；11. 紫草酸；12. 丹酚酸 B；13. 丹酚酸 A

1. 线性关系考察

取混合对照品溶液，分别进样 1 μL、2 μL、5 μL、10 μL、15 μL、20 μL，以各成分峰面积积分值 Y 对各成分对照品的进样量 X 进行回归分析（表 3-3）。结果表明：各成分浓度与峰面积呈良好线性关系。

表 3-3 线性关系考察

成 分	回归方程	r	线性范围（μg）
丹参素	$Y = 8.252X - 0.045$	1.000	$0.4632 \sim 9.264$
原儿茶醛	$Y = 88.430X - 0.520$	1.000	$0.0701 \sim 1.401$
对香豆酸	$Y = 97.854X - 0.074$	1.000	$0.0120 \sim 0.2405$
丹酚酸 D	$Y = 20.004X - 0.173$	1.000	$0.0618 \sim 1.236$
迷迭香酸	$Y = 38.989X - 0.245$	1.000	$0.0802 \sim 1.604$
紫草酸	$Y = 33.829X - 0.156$	1.000	$0.0210 \sim 0.4208$
丹酚酸 B	$Y = 14.817X - 0.494$	1.000	$0.1890 \sim 3.780$
丹酚酸 A	$Y = 32.084X + 0.815$	0.999	$0.1865 \sim 3.730$

2. 精密度

精密吸取混合对照品溶液 10 μL，连续进样 6 次，记录峰面积。经计算，各成分峰面积的 RSD 均小于 2%（表 3-4），表明该方法精密度良好。

表 3-4 丹红注射液含量测定精密度试验结果（峰面积）

进样编号	丹参素	原儿茶醛	对香豆酸	丹酚酸 D	迷迭香酸	紫草酸	丹酚酸 B	丹酚酸 A
1	38.4208	60.8971	11.3717	11.9064	30.071	7.2722	27.5318	55.3129
2	38.4063	60.8694	11.3749	11.9033	30.1637	7.1601	27.5805	55.2686
3	38.445	60.9097	11.377	11.9127	30.1693	7.1817	27.6126	55.2311
4	38.429	60.9631	11.3837	11.9436	30.1612	7.1783	27.6162	55.1371
5	38.4025	60.9574	11.3884	11.9079	30.1575	7.1759	27.6115	54.9995
6	38.4578	61.0007	11.3892	11.9192	30.1749	7.1652	27.6257	54.8455
RSD	0.06	0.08	0.06	0.12	0.13	0.58	0.13	0.33

3. 重复性

取同一批丹红注射液（批号：17071057），平行 6 份，依法处理后分别进样，记录峰面积，并计算各成分含量及 RSD（表3-5）。结果表明该方法重复性良好。

表3-5　丹红注射液含量测定重复性试验结果（mg/mL）

样品编号	丹参素	原儿茶醛	对香豆酸	丹酚酸D	迷迭香酸	紫草酸	丹酚酸B	丹酚酸A
1	1.308	0.1315	0.0308	0.1599	0.1602	0.0461	0.5001	0.5248
2	1.283	0.1289	0.0302	0.1566	0.1571	0.0450	0.4902	0.5074
3	1.290	0.1299	0.0307	0.1582	0.1587	0.0459	0.4951	0.5281
4	1.311	0.1319	0.0311	0.1605	0.1610	0.0467	0.5026	0.5352
5	1.306	0.1314	0.0309	0.1597	0.1602	0.0463	0.5003	0.5288
6	1.284	0.1291	0.0303	0.1570	0.1574	0.0456	0.4911	0.5176
含量均值	1.297	0.1305	0.0307	0.1587	0.1591	0.0459	0.4966	0.5237
RSD（%）	0.98	1.00	1.11	1.03	1.02	1.30	1.04	1.88

4. 稳定性

制备丹红注射液供试品溶液，按色谱条件进行含量测定，室温下分别在 0 h、3 h、6 h、9 h、12 h、24 h、51 h 进行分析，测定各成分的峰面积并计算 RSD 值（表3-6）。结果表明：供试品溶液在 51 h 内稳定性良好。

表3-6　丹红注射液含量测定稳定性试验结果（峰面积）

进样时间（h）	丹参素	原儿茶醛	对香豆酸	丹酚酸D	迷迭香酸	紫草酸	丹酚酸B	丹酚酸A
0	41.7416	45.5578	12.1871	11.8409	24.7966	5.5891	29.455	72.3892
3	41.7782	45.5209	12.1355	11.8288	24.8558	5.6095	29.5036	72.2808
6	41.8023	45.5464	12.2155	11.8467	24.8669	5.655	29.5401	72.182
9	41.8064	45.5513	12.2225	11.8554	24.831	5.6899	29.5938	70.6121
12	41.853	45.5925	12.2096	11.8922	24.8617	5.6882	29.6034	71.902
24	42.0322	45.6835	12.7492	11.8387	24.8805	5.7206	29.4502	71.5478
51	42.9091	45.9998	11.9597	12.514	24.8516	5.8497	29.5119	68.7052
RSD（%）	0.99	0.37	1.98	2.11	0.11	1.51	0.21	1.86

5. 加样回收率

精密量取 1 mL 丹红注射液置 5 mL 量瓶中，平行 9 份，分别精密加入低、中、高浓度的混合对照品，加 0.2% 冰醋酸的 10% 甲醇溶液稀释至刻度，摇匀，依法制备供试品溶液,按色谱条件进行测定,并计算各成分的加样回收率。结果如表3-7～表3-14所示。

表3-7 丹红注射液中丹参素加样回收率试验结果

样品编号	原有量（mg）	加入量（mg）	测得量（mg）	回收率（%）	平均回收率（%）	RSD（%）
1	1.297	0.5018	1.764	92.97		
2	1.297	0.5018	1.766	93.51		
3	1.297	0.5018	1.768	93.82		
4	1.297	1.004	2.226	92.53		
5	1.297	1.004	2.229	92.84	93.73	0.98
6	1.297	1.004	2.234	93.39		
7	1.297	1.505	2.722	94.65		
8	1.297	1.505	2.726	94.93		
9	1.297	1.505	2.727	94.96		

表3-8 丹红注射液中原儿茶醛加样回收率试验结果

样品编号	原有量（mg）	加入量（mg）	测得量（mg）	回收率（%）	平均回收率（%）	RSD（%）
1	0.1305	0.0571	0.1802	87.18		
2	0.1305	0.0571	0.1805	87.58		
3	0.1305	0.0571	0.1805	87.57		
4	0.1305	0.1141	0.2289	86.23		
5	0.1305	0.1141	0.2293	86.54	87.62	1.14
6	0.1305	0.1141	0.2298	87.02		
7	0.1305	0.1712	0.2821	88.57		
8	0.1305	0.1712	0.2826	88.88		
9	0.1305	0.1712	0.2828	88.98		

表 3-9 丹红注射液中对香豆酸加样回收率试验结果

样品编号	原有量 （mg）	加入量 （mg）	测得量 （mg）	回收率 （%）	平均回收率 （%）	RSD （%）
1	0.0307	0.0170	0.0480	101.7		
2	0.0307	0.0170	0.0479	101.0		
3	0.0307	0.0170	0.0478	100.3		
4	0.0307	0.0341	0.0649	100.5		
5	0.0307	0.0341	0.0649	100.3	101.9	1.67
6	0.0307	0.0341	0.0652	101.3		
7	0.0307	0.0511	0.0839	104.1		
8	0.0307	0.0511	0.0839	104.1		
9	0.0307	0.0511	0.0840	104.2		

表 3-10 丹红注射液中丹酚酸 D 加样回收率试验结果

样品编号	原有量 （mg）	加入量 （mg）	测得量 （mg）	回收率 （%）	平均回收率 （%）	RSD （%）
1	0.1587	0.0793	0.2350	96.20		
2	0.1587	0.0793	0.2365	98.13		
3	0.1587	0.0793	0.2373	99.15		
4	0.1587	0.1586	0.3125	96.98		
5	0.1587	0.1586	0.3133	97.48	98.44	1.62
6	0.1587	0.1586	0.3131	97.32		
7	0.1587	0.2379	0.3959	99.68		
8	0.1587	0.2379	0.3986	100.8		
9	0.1587	0.2379	0.3971	100.2		

表3-11　丹红注射液中迷迭香酸加样回收率试验结果

样品编号	原有量（mg）	加入量（mg）	测得量（mg）	回收率（%）	平均回收率（%）	RSD（%）
1	0.1591	0.0814	0.2350	93.14		
2	0.1591	0.0814	0.2351	93.31		
3	0.1591	0.0814	0.2350	93.25		
4	0.1591	0.1629	0.3100	92.67		
5	0.1591	0.1629	0.3101	92.69	94.03	1.52
6	0.1591	0.1629	0.3114	93.49		
7	0.1591	0.2443	0.3927	95.62		
8	0.1591	0.2443	0.3939	96.10		
9	0.1591	0.2443	0.3936	95.97		

表3-12　丹红注射液中紫草酸加样回收率试验结果

样品编号	原有量（mg）	加入量（mg）	测得量（mg）	回收率（%）	平均回收率（%）	RSD（%）
1	0.0459	0.0231	0.0684	97.20		
2	0.0459	0.0231	0.0676	93.70		
3	0.0459	0.0231	0.0676	93.91		
4	0.0459	0.0463	0.0870	88.77		
5	0.0459	0.0463	0.0866	88.00	91.16	3.37
6	0.0459	0.0463	0.0872	89.26		
7	0.0459	0.0694	0.1086	90.26		
8	0.0459	0.0694	0.1079	89.34		
9	0.0459	0.0694	0.1084	89.99		

表 3 - 13 丹红注射液中丹酚酸 B 加样回收率试验结果

样品编号	原有量（mg）	加入量（mg）	测得量（mg）	回收率（%）	平均回收率（%）	RSD（%）
1	0.4966	0.2100	0.7010	97.31		
2	0.4966	0.2100	0.7014	97.50		
3	0.4966	0.2100	0.7020	97.82		
4	0.4966	0.4200	0.9031	96.77		
5	0.4966	0.4200	0.9032	96.81	98.28	1.51
6	0.4966	0.4200	0.9069	97.69		
7	0.4966	0.6300	1.127	99.99		
8	0.4966	0.6300	1.128	100.2		
9	0.4966	0.6300	1.129	100.4		

表 3 - 14 丹红注射液中丹酚酸 A 加样回收率试验结果

样品编号	原有量（mg）	加入量（mg）	测得量（mg）	回收率（%）	平均回收率（%）	RSD（%）
1	0.5237	0.2694	0.7897	98.74		
2	0.5237	0.2694	0.7814	95.67		
3	0.5237	0.2694	0.7667	90.23		
4	0.5237	0.5387	1.072	101.8		
5	0.5237	0.5387	1.067	100.8	100.6	5.36
6	0.5237	0.5387	1.059	99.37		
7	0.5237	0.8081	1.377	105.7		
8	0.5237	0.8081	1.388	107.0		
9	0.5237	0.8081	1.379	105.9		

（三）样品含量测定

依法制备 3 个批次的药材、中间体、丹红注射液供试品溶液，计算丹参素、原儿茶醛、对香豆酸、丹酚酸 D、迷迭香酸、紫草酸、丹酚酸 B、丹酚酸 A 含量，根据生产过程的药材投料量与中间体得膏率，计算中间体与丹红注射液各成分的生药量，并计算三批样品中各成分在中间体与丹红注射液中的转移率均值和 RSD，结果如表 3 - 15 ～ 表 3 - 18 所示。

表 3-15　第一批样品含量测定结果（mg/g 生药）

样　品		丹参素	原儿茶醛	迷迭香酸	紫草酸	丹酚酸 B	对香豆酸	丹酚酸 D	丹酚酸 A
丹参药材	含量	2.250	0.1715	1.715	2.983	48.13	—	—	—
红花药材	含量	—	—	—	—	—	0.1451	—	—
中间体 A	含量	4.641	0.3885	0.9290	1.536	15.10	0.7525	1.739	3.547
	转移率（%）	206.3	226.60	54.17	51.50	31.39	518.8	—	—
中间体 B	含量	2.295	0.3468	0.7900	0.6654	6.670	0.6200	0.505	4.415
	转移率（%）	102.0	202.2	46.06	22.31	13.86	427.5	—	—
中间体 C	含量	1.662	0.2961	0.6744	0.3608	3.591	0.5022	0.2982	3.837
	转移率（%）	73.88	172.7	39.32	12.10	7.460	346.2	—	—
成品	含量	1.782	0.2231	0.3189	0.0668	0.6381	0.2810	0.4808	0.4261
	转移率（%）	79.20	130.1	18.60	2.240	1.330	193.8	—	—

表 3-16　第二批样品含量测定结果（mg/g 生药）

样　品		丹参素	原儿茶醛	迷迭香酸	紫草酸	丹酚酸 B	对香豆酸	丹酚酸 D	丹酚酸 A
丹参药材	含量	2.244	0.1331	1.572	3.327	45.55	—	—	—
红花药材	含量	—	—	—	—	—	0.4213	—	—
中间体 A	含量	5.348	0.468	1.204	1.885	18.36	1.015	2.205	6.39
	转移率（%）	238.3	351.7	76.59	56.66	40.32	240.9	—	—
中间体 B	含量	2.776	0.4457	1.001	0.7836	7.898	0.6947	0.7943	4.934
	转移率（%）	123.7	335.0	63.69	23.55	17.34	164.9	—	—
中间体 C	含量	1.896	0.3596	0.7768	0.4091	4.089	0.6884	0.3637	5.081
	转移率（%）	84.50	270.3	49.43	12.30	8.980	163.4	—	—
成品	含量	1.939	0.2402	0.3323	0.0700	0.6569	0.3440	0.5271	0.6327
	转移率（%）	86.39	180.5	21.15	2.100	1.440	81.66	—	—

表 3 - 17　第三批样品含量测定结果（mg/g 生药）

样品		丹参素	原儿茶醛	迷迭香酸	紫草酸	丹酚酸B	对香豆酸	丹酚酸D	丹酚酸A
丹参药材	含量	1.846	0.148	1.385	2.377	38.16	–	–	–
红花药材	含量	–	–	–	–	–	0.3021	–	–
中间体A	含量	5.406	0.4938	1.19	1.827	18.23	0.9813	2.512	5.76
	转移率（%）	292.90	333.80	85.90	76.88	47.78	324.8	–	–
中间体B	含量	2.281	0.3766	0.8121	0.6342	6.36	0.6794	0.777	4.826
	转移率（%）	123.6	254.5	58.63	26.68	16.67	224.9	–	–
中间体C	含量	1.640	0.3309	0.6769	0.3197	3.283	0.5775	0.4277	3.820
	转移率（%）	88.86	223.7	48.87	13.45	8.600	191.2	–	–
成品	含量	1.803	0.2162	0.3101	0.0605	0.6053	0.3050	0.5191	0.7260
	转移率（%）	97.70	146.14	22.39	2.550	1.590	101.0	–	–

表 3 - 18　三批样品成分的转移率平均值及 *RSD*

转移率		丹参素	原儿茶醛	迷迭香酸	紫草酸	丹酚酸B	对香豆酸
中间体A	均值（%）	245.8	304.0	72.22	61.68	39.83	361.5
	RSD（%）	17.83	22.26	22.58	21.75	20.61	39.43
中间体B	均值（%）	116.4	263.9	56.13	24.18	15.96	272.4
	RSD（%）	8.26	17.95	11.96	6.89	8.76	37.94
中间体C	均值（%）	82.42	222.2	45.88	12.61	8.348	233.6
	RSD（%）	6.90	14.86	9.52	4.41	7.08	32.15
成品	均值（%）	87.76	152.3	20.71	2.296	1.451	125.5
	RSD（%）	7.55	12.38	6.80	7.26	6.20	36.29

第三节 本 章 小 结

一、相关性分析

根据含量测定与转移率计算结果,发现丹红注射液与投料药材相比,部分成分的含量发生了变化,并产生了部分新成分。这可能是由于酚酸类成分较不稳定,容易出现复杂的相互转化,如图3-2所示。

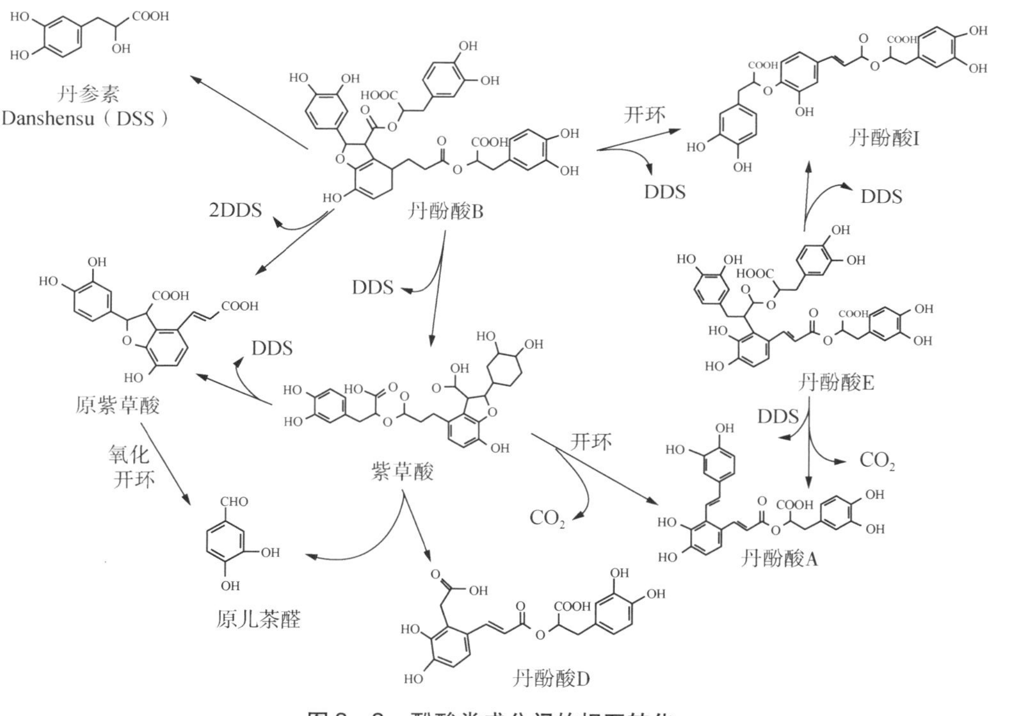

图3-2 酚酸类成分间的相互转化

综合定性分析、定量结果与参考文献,可以得出如下结论:

(1)在药材到中间体 A 过程中,药材经过了加热、煎煮和浓缩过程,丹酚酸 B 受热分解为丹参素、原儿茶醛、紫草酸、丹酚酸 A、丹酚酸 D、丹酚酸 H、丹酚酸 I 等多种成分[75],紫草酸进一步分解为丹参素和原儿茶醛,故中间体 A 的丹参素和原儿茶醛转移率达到200%~300%,并新生成了丹酚酸 A、丹酚酸 D、丹酚酸 H、丹酚酸 I。而迷迭香酸、紫草酸、丹酚酸 B 含量降低，且丹酚酸 B 损耗最大。

（2）在中间体 A 到中间体 B 的过程中和中间体 B 到中间体 C 的过程中，各成分的含量均减少。该过程主要生产工艺为两次醇沉。醇沉过程中的 pH 值对酚酸类成分的转移影响较大，丹酚酸类成分在碱性环境中不稳定。该过程中，丹酚酸 B、紫草酸等大分子量的成分分解为丹参素、原儿茶醛等小分子量成分，丹参素在碱性条件下又发生自解，生成有色醌类成分。故各成分含量均降低，且丹酚酸 B、紫草酸、丹参素转移率最低。中间体 A 到 B 的转移率高于中间体 B 到 C，说明第一次醇沉损耗大于第二次醇沉，因此第一次醇沉为控制有效成分损耗的关键步骤。

（3）中间体 C 到注射液的生产工艺为碱沉和去醇，该过程中出现碱性和高温环境，丹酚酸 B 受热分解为紫草酸、迷迭香酸、丹参素等成分，紫草酸等又进一步分解为丹参素，因此该过程中丹参素含量增加，其他成分含量均降低。此外，该过程成分间变化最大，酚酸类成分的损耗也最大。

综上所述，生产环境的温度和 pH 值对酚酸类成分的转移率影响较大。本节阐明了丹红注射液生产过程中核心成分的质量传递规律，有助于指导丹红注射液的生产及质量控制。

二、酚酸类成分与靶点的关联

结合本书第一章网络药理学结果，分析酚酸类成分的关联靶点与富集通路，如表 3-19 所示。丹酚酸类成分对接的心血管疾病靶点所富集的通路及涉及的生物过程基本一致，新生成的丹酚酸 D 和丹酚酸 A 作用的靶点与富集的通路更多，提示丹酚酸类的相互转化可能对药效影响不大。

表 3-19　影响丹红注射液质量的关键成分关联的靶点及富集通路

成　分	靶点	富集通路	涉及的生物过程
丹参素	17	renin-angiotensin system，renin secretion	内分泌系统
原儿茶醛	2	—	—
迷迭香酸	109	PI3K-Akt signaling pathway，estrogen signaling pathway，MAPK signaling pathway，T cell receptor signaling pathway，focal adhesion，complement and coagulation cascades，TNF signaling pathway，regulation of actin cytoskeleton，platelet activation，antigen processing and presentation	信号转导，内分泌，免疫与炎症，细胞黏附，凝血，细胞骨架
紫草酸	142	PI3K-Akt signaling pathway，MAPK signaling pathway，HIF-1 signaling pathway，focal adhesion，regulation of actin cytoskeleton，Fc epsilon RI signaling pathway，complement and coagulation cascades，apoptosis	信号转导，氧化应激，细胞黏附，免疫与炎症，凝血，细胞凋亡

续上表

成　分	靶点	富集通路	涉及的生物过程
丹酚酸 B	160	PI3K-Akt signaling pathway, Ras signaling pathway, complement and coagulation cascades, HIF－1 signaling pathway, focal adhesion, T cell receptor signaling pathway, regulation of actin cytoskeleton, steroid hormone biosynthesis, VEGF signaling pathway	信号转导，凝血，氧化应激，细胞黏附，免疫与炎症，细胞骨架，脂代谢，内皮功能
丹酚酸 D	157	PI3K-Akt signaling pathway, MAPK signaling pathway, focal adhesion, regulation of actin cytoskeleton, T cell receptor signaling pathway, TNF signaling pathway, HIF－1 signaling pathway, VEGF signaling pathway, complement and coagulation cascade	信号转导，细胞黏附与骨架形态，炎症与免疫，氧化应激，内皮功能，凝血
丹酚酸 A	196	PI3K-Akt signaling pathway, MAPK signaling pathway, HIF－1 signaling pathway, regulation of actin cytoskeleton, T cell receptor signaling pathway, complement and coagulation cascades, VEGF signaling pathway	信号转导，氧化应激，细胞黏附与骨架形态，免疫与炎症，凝血，内皮功能

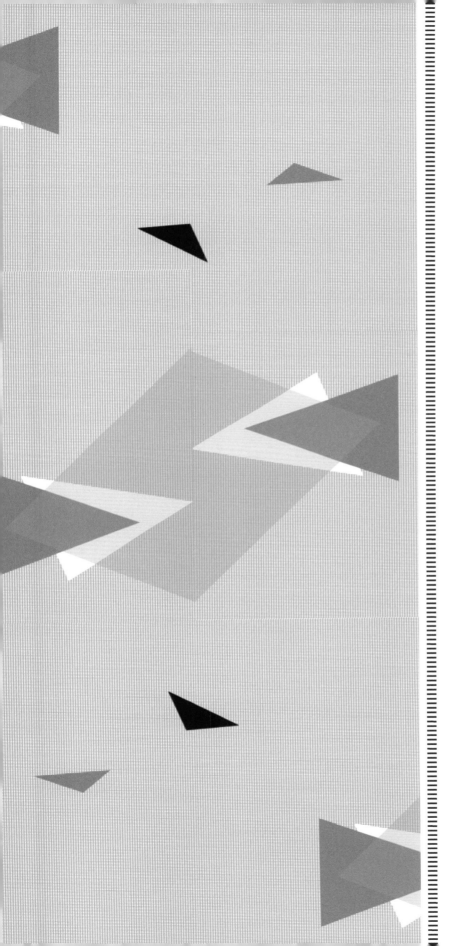

第四章　全书总结

本团队明确了丹红注射液的化学物质基础。首先，采用网络药理学技术，预测丹红注射液作用于炎症、氧化应激、内皮功能和细胞凋亡等心血管疾病相关方面的靶点；同时，采用转录组学和多药效指标评价等现代生物学技术对靶点预测结果进行验证，进而在整体上阐述丹红注射液治疗心血管疾病的多成分、多靶点、多途径的药效作用特点。为了探讨丹红注射液的组方科学内涵，从整体药效贡献及对脑微循环的改善等方面，对丹参、红花两味药材的作用进行评价，并与丹红注射液进行比较。此外，本书还对丹红注射液的核心活性成分群进行了药效验证。在质量控制方面，对丹红注射液投料药材与成品成分的相关性进行分析，阐明药材到成品的质量传递规律。

一、丹红注射液治疗心血管疾病的靶点预测、验证及作用机制分析

采用网络药理学方法，筛选出丹红注射液治疗心血管疾病的潜在作用靶点和活性化学成分，并构建成分－靶点－通路网络。预测结果表明：首先，潜在作用靶点主要涉及细胞信号转导、免疫与炎症、凝血级联反应、内皮功能等生物过程。其次，本研究建立急性血瘀大鼠模型，采用转录组测序技术和多药效指标考察的方法，从 mRNA 和蛋白质层面验证网络药理学的靶点预测结果。预测的靶点中有 25.1% 得到了转录组学验证，且丹红注射液产生影响的药效指标所在的通路与得到验证的靶点所富集的通路基本一致，表明网络药理学的预测结果较为可靠。结果提示：丹红注射液的主要活性成分为丹酚酸类成分和黄酮类成分，可调控 PI3K-Akt signaling pathway、MAPK signaling pathway、TNF signaling pathway、HIF－1 signaling pathway、antigen processing and presentation 等通路关键基因的表达，从而抑制机体的炎症和免疫反应，调节氧化应激和 NO 水平，抑制细胞凋亡，有助于改善血液流变、保护血管内皮和器官功能，最终发挥对心血管的保护作用。本研究阐明了丹红注射液多成分、多靶点、多途径治疗心血管疾病的药效作用机制。

二、丹红注射液组方科学内涵研究

分别从整体药效及脑微循环改善等方面考察丹红注射液的组方科学内涵。在多项与心血管疾病相关的药效指标方面，本书利用急性血瘀大鼠模型，分析丹参和红花在丹红注射液治疗血瘀作用中的药效贡献。结果表明：丹参和红花可在免疫、炎症、氧化应激和器官保护方面发挥协同互补作用，在对肌酐含量的作用上丹参可抑制红花引发的肌酐值升高，提示二者配伍可增强丹红注射液药效并降低副作用。在改善脑微循环方面，红花的作用侧重于促进血液流动，而丹参的作用侧重于稳定血液流速、维持组织血流供应。为了探究其相关机制，我们对丹参与红花配伍前后丹参主要活性成分在脑组织中的浓度进行了检测，虽然成分浓度很低，但红花仍表现出可选择性地促进丹参成分透过血脑屏障的趋势。此外，药效评价实验的结果均表

明丹红注射液药效最佳，这也进一步确证了丹红注射液组方的科学性和合理性。

三、丹红注射液活性组分群药效验证

通过考察丹红注射液活性成分群对急性血瘀大鼠的血液流变的功能改善，发现活性成分群与丹红注射液在调节血浆黏度、改善凝血功能方面的药效作用相当，没有统计学差异。丹红注射液及其活性成分群均可显著降低大鼠血液黏度，从而有效抑制血液高凝状态的出现，对心脑血管疾病的发生起到很好的预防作用。

四、丹红注射液投料药材与成品化学成分的相关性

建立了基于 HPLC 含量测定的药材与成品化学成分相关性计算方法，可推测丹红注射液核心成分在药材、中间体和丹红注射液中的含量。所检测的成分多为来源于丹参的丹酚酸类成分。此外，酚酸类成分在生产过程中会出现较多的相互转化，转化新生成的成分同样具有药效贡献。

本书研究结果有利于揭示丹红注射液多成分、多靶点、多途径的作用机制，阐明其组方的科学性，为指导丹红注射液的临床应用提供了实验依据。

参 考 文 献

［1］ HAI Z，MA S，FENG Z，et al. Cardiovascular disease chemogenomics knowledge-base-guided target identification and drug synergy mechanism study of an herbal formula ［J］. Sci Rep，2016，6：33963.

［2］ 孟志昌. 基于计算的中药靶点预测方法研究 ［D］. 北京：北京交通大学，2014.

［3］ 刘川鄂，吴述轩，叶刚. 人参皂苷 Rb1 减轻糖尿病大鼠心肌缺血再灌注损伤期间心肌细胞凋亡的机制 ［J］. 中国中医急症，2012，21（7）：1080－1081.

［4］ 侯仙明，王亚利，方敬，等. "和血生络法" 对 PI3K/Akt 信号转导通路的影响 ［J］. 中国老年学杂志，2013，33（2）：343－345.

［5］ 项荣，范亮亮，马立宁，等. PI3K/AKT 信号通路与心力衰竭 ［J］. 生命科学研究，2015，19（1）：85－90.

［6］ 韩军，宣佳利，胡浩然，等. 金丝桃苷预处理减轻大鼠心肌缺血再灌注损伤作用与 PI3K/Akt 信号通路的关系 ［J］. 中国中药杂志，2015，40（1）：118－123.

［7］ 潘晔，殷佳，蔡雪朦，等. 基于 PI3K/Akt 信号通路探讨中医药治疗冠心病的研究进展 ［J］. 中草药，2017，48（19）：4100－4104.

［8］ MA X L，KUMAR S，GAO F，et al. Inhibition of p38 mitogen-activated protein kinases decreases cardiomyocyte apoptosis and improves cardiac function after myocardial ischemia and reperfusion ［J］. Circulation，1999，99：1685－1691.

［9］ GONG Z X，RAN K，CHANG Y T，et al. Effects of morphine delayed preconditioning on p38 MAPK during myocardial ischem ia reperfusion injury in rabbits ［J］. Suzhou Uviversity journal of medical science，2010，30（2）：287－290.

［10］ 王蒙，陈绍良. P38 MAPK 信号通路与心血管疾病关系的研究进展 ［J］. 现代生物医学进展，2012，12（30）：5968－5970.

［11］ LI P L，SU W W，YUN S，et al. Toward a scientific understanding of the effectiveness，material basis and prescription compatibility of a Chinese herbal formula Danhong injection ［J］. Scientific reports，2017，7：46266.

［12］ 陈可冀，李连达，翁维良. 血瘀证与活血化瘀研究 ［J］. 中西医结合心脑血管病杂志，2005，3（1）：1－2.

［13］ LIU H, ZHANG W J, LONG C F, et al. Protective effects of traditional Chinese herbal formula compound xueshuantong capsule（CXC）on rats with blood circulation disorders［J］. Biotechnology & biotechnological equipment, 2017, 31（4）: 1 – 9.

［14］ 寇韩旭，董坤，宁馨，等. 蓬子菜总黄酮对急性血瘀大鼠血液流变学影响及作用机制的研究［J］. 中医药学报，2015，43（1）: 11 – 15.

［15］ 周利，万文俊，刘灵光，等. 改良大鼠心脏穿刺采血方法［J］. 湖北中医药大学学报，2009，11（6）: 46 – 47.

［16］ 严忠浩，金筠青. 新编检验检查诊断手册［M］. 上海：上海科技教育出版社，2003.

［17］ 包怡敏，赵妍，李梅，等. 银杏酮酯对急性血瘀证大鼠血液流变学和免疫功能调控［J］. 中国中医基础医学杂志，2013，19（8）: 904 – 906.

［18］ 么秀洁，赵志梅，夏天. 炎症与血栓形成［J］. 血栓与止血学，2015，21（3）: 190 – 192.

［19］ 高龙霞. 心肌酶谱检测在急诊检验中的临床意义分析［J］. 中国继续医学教育，2015，7（20）: 48 – 49.

［20］ 刘中华. 血小板活化因子［J］. 国际麻醉学与复苏杂志，1995（3）: 146 – 149.

［21］ 邱全，王辉，王海洋，等. 水蛭颗粒对大鼠急性血瘀模型血液流变学、SOD、MDA 的影响［J］. 实用中医药杂志，2008，24（11）: 687.

［22］ WONG N D, GRANSAR H, NARULA J, et al. Myeloperoxidase, subclinical atherosclerosis, and cardiovascular disease events［J］. Jacc cardiovascular imaging, 2009, 2（9）: 1100 – 1102.

［23］ 郭璠. 丹红注射剂对急性冠脉综合征患者的血浆 NO、MPO 及 MDA 浓度的影响［J］. 心血管康复医学杂志，2014，23（1）: 89 – 91.

［24］ 孙蓉，杨倩，黄伟，等. 肝功能相关指标在中药肝毒性损伤中作用与毒性相关程度分析［J］. 中药药理与临床，2008，24（6）: 82 – 84.

［25］ 邹和群. 肾功能检查［J］. 器官移植内科学杂志，2014（3）: 116 – 123.

［26］ PIERANGELI S S, LIU X W, BARKER J H, et al. Induction of thrombosis in a mouse model by IgG, IgM and IgA immunoglobulins from patients with the antiphospholipid syndrome［J］. Thrombosis & haemostasis, 1995, 74（5）: 1361 – 1367.

［27］ 王丹，薛鸾，胡建东，等. 血瘀证在原发性干燥综合征中的临床特点分析［J］. 中华中医药学刊，2013，31（5）: 1108 – 1110.

［28］ 马晓娟，殷惠军，陈可冀. 血瘀证与炎症相关性的研究进展［J］. 中国中西医结合杂志，2007，27（7）: 669 – 672.

[29] GUAN Y，YIN Y，ZHU Y R，et al. Dissection of mechanisms of a chinese medic-
     inal formula：Danhong injection therapy for myocardial ischemia/reperfusion injury
     in vivo and in vitro［C］. 中国药学大会暨中国药师周，2013：972370.

[30] 曹文杰，苏李娜，樊官伟. 丹红注射液药理作用及临床应用研究［J］. 现代
     中西医结合杂志，2015，24（3）：335－337.

[31] 方剑乔，邵晓梅，张乐乐，等. 经皮穴位电刺激复合药物全麻行控制性降压
     对心功能及心肌抗氧化能力的影响［J］. 中国针灸，2012，32（10）：913－
     917.

[32] 谢晶，张大炜，刘红旭，等. 丹红注射液对不稳定型心绞痛血瘀证病人择期
     PCI 围术期心肌损伤的保护作用研究［J］. 中西医结合心脑血管病杂志，
     2016，14（11）：1185－1188.

[33] 臧宝霞，金鸣，司南，等. 羟基红花黄色素 A 对血小板活化因子的拮抗作用
     ［J］. 药学学报，2002，37（9）：696－699.

[34] 丁卫祥，金星进，王建娟，等. 脑梗死患者两种血清水平及丹红注射液干预
     治疗后变化研究［J］. 检验医学与临床，2011，8（11）：1281－1282.

[35] 黄文华. 急性心肌梗死患者支架术后丹红注射液抗血小板疗效分析［J］. 中
     国医学创新，2012，9（23）：112－113.

[36] XUE J Z，JIE T Z，DI H，et al. Protective effects of Danhong injection against
     cerebral damage during on-pump coronary artery bypass graft surgery［J］. Evi-
     dence-based complementray and alternative medicine，2015（4，supplement 1）：
     527219.

[37] MONTEIRO C M，PINHEIRO L F，IZAR M C，et al. Highly sensitive C-reactive
     protein and male gender are independently related to the severity of coronary disease
     in patients with metabolic syndrome and an acute coronary event［J］. Brazilian
     journal of medical and biological research，2010，43（3）：297.

[38] 李定昌. 一氧化氮与心血管疾病的关系［J］. 临床合理用药杂志，2012，
     5（1）：150－151.

[39] 李佳. 丹红注射液对慢性肾脏病 2 期患者血浆内皮素和一氧化氮水平的影响
     ［J］. 中国现代药物应用，2013，7（9）：139－141.

[40] 范倩，鲁卫星，杨承芝. 丹红注射液治疗气虚血瘀型老年慢性心力衰竭的疗
     效观察［J］. 世界中西医结合杂志，2012，7（6）：503－505.

[41] WAN L M，TAN L，WANG Z R，et al. Preventive and therapeutic effects of Dan-
     hong injection on lipopolysaccharide induced acute lung injury in mice［J］. Jour-
     nal of ethnopharmacology，2013，149（1）：352.

[42] 戈艳蕾，刘香玉，李建，等. 丹红注射液及肝素雾化吸入治疗间质性肺炎疗
     效［J］. 时珍国医国药，2013，24（7）：1668－1669.

［43］李荣娟，伦立民，刘华伟．丹红注射液对肝硬化患者肝功能和纤维化血清学指标的影响［J］．中医临床研究，2015，7（30）：31－32.

［44］YAO J Y, ZHI M, CAO W T, et al. Successful treatment with Danhong injection for hepatic veno-occlusive disease［J］. Hepato-gastroenterology, 2011, 58（107－108）：992.

［45］WANG Y, GAO L N, CUI Y L, et al. Protective effect of Danhong injection on acute hepatic failure induced by lipopolysaccharide and d-galactosamine in mice［J］. Evidence-based complementary and alternative medicine：eCAM, 2014（4）：153902.

［46］王保中，张丹梅，冯艳杰，等．丹红注射液对肾病综合征血脂及血流变学的影响［J］．中国实用医药，2009，4（11）：164.

［47］高宁，刘博，杨德强，等．转录组学在中药研究中的应用现状［J］．化学工程师，2017，31（6）：50－53.

［48］LANGMEAD B, SALZBERG S L. Fast gapped-read alignment with bowtie 2［J］. Nature methods, 2012, 9（4）：357－359.

［49］DEWEY C N, BO L. RSEM：accurate transcript quantification from RNA-Seq data with or without a reference genome［J］. BMC bioinformatics, 2011, 12（1）：323－323.

［50］欧启水，林琳，黄立东，等．CIITA 反义 RNA 抑制 MHC Ⅱ类分子表达［J］．现代免疫学，2003，23（3）：177－180.

［51］李丹，郭宁．CIITA 调控 MHC－Ⅱ类分子表达分子机制的研究进展［J］．细胞与分子免疫学杂志，2008，24（1）：97－99.

［52］SAKAMOTO K M, FRANK D A. CREB in the pathophysiology of cancer：implications for targeting transcription factors for cancer therapy［J］. Clinical cancer research, 2009, 15（8）：2583－2587.

［53］SITA A, SEUNG WOOK K, SEUNG HEE R, et al. Growth suppression of lung cancer cells by targeting cyclic amp response element-binding protein［J］. Cancer research, 2008, 68（4）：981.

［54］ZLOTNIK A, YOSHIE O. Chemokines：a new classification system and their role in immunity［J］. Immunity, 2000, 12（2）：121－127.

［55］CHENG C, TEMPEL D, DAMME L V, et al. Patterns of fluid shear stress determine atherosclerotic lesion size and vulnerability［J］. Vascular pharmacology, 2006, 45（3）：e51.

［56］彭育红，赵连友．整合素与心血管疾病［J］．心脏杂志，2001，13（4）：332－335.

［57］SHAH P K. Pathophysiology of coronary thrombosis：role of plaque rupture and plaque erosion [J]. Progress in cardiovascular diseases, 2002, 44 (5): 357 - 368.

[58] KAPERONIS E A, LIAPIS C D, KAKISIS J D, et al. Inflammation and athero-sclerosis [J]. Eur J Vasc Endovasc Surg, 2006, 31 (4): 386 - 393.

[59] DONG J, SULIK K K, CHEN S Y. The role of NOX enzymes in ethanol-induced oxidative stress and apoptosis in mouse embryos [J]. Toxicology letters, 2010, 193 (1): 94 - 100.

[60] GAO L, MANN G E. Vascular NAD (P) H oxidase activation in diabetes: a double-edged sword in redox signalling [J]. Cardiovascular research, 2009, 82 (1): 9 - 20.

[61] HOLMIN S, MATHIESEN T. Intracerebral administration of interleukin-1β and in-duction of inflammation, apoptosis, and vasogenic edema [J]. Journal of neuro-surgery, 2000, 92 (1): 108 - 120.

[62] JIAN D, SULIK K K, SHAO Y C. The role of NOX enzymes in ethanol-induced oxidative sress and apoptosis in mouse embryos [J]. Toxicology letters, 2010, 193 (1): 94 - 100.

[63] GRIENDLING K K, SORESCU D, USHIO FUKAI M. NAD (P) H oxidase: role in cardiovascular biology and disease [J]. Circulation research, 2000, 86 (5): 494 - 501.

[64] DUSTING G J, SELEMIDIS S, JIANG F. Mechanisms for suppressing NADPH ox-idase in the vascular wall. [J]. Memórias Do Instituto Oswaldo Cruz, 2005, 100 (1): 97.

[65] 刘丹, 王蓓蕾, 张黎明. eNOS/NO 信号通路与心血管疾病关系的研究进展 [J]. 心脏杂志, 2015, 27 (1): 95 - 98.

[66] ZHANG Q, LAN Y, HE X F, et al. Allopurinol protects against ischemic insults in a mouse model of cortical microinfarction [J]. Brain research, 2015, 1622: 361 - 367.

[67] NIMMAGADDA A, PARK H P, PRADO R, et al. Albumin therapy improves lo-cal vascular dynamics in a rat model of primary microvascular thrombosis: a two-photon laser-scanning microscopy study [J]. Stroke: a journal of cerebral circula-tion, 2008, 39 (1): 198.

[68] 易善勇, 官丽莉, 杨晶, 等. 红花药理作用及其开发与应用研究进展 [J]. 北方园艺, 2015, 5: 191 - 195.

[69] TIAN Y, YANG Z F, LI Y, et al. Pharmacokinetic comparisons of hydroxysaf-flower yellow A in normal and blood stasis syndrome rats. [J]. Journal of ethno-pharmacology, 2010, 129 (1): 1 - 4.

［70］国家药典委员会. 中华人民共和国药典一部［M］. 北京：中国医药科技出版社，2015：151.

［71］姜雪，史磊. 丹参活性成分及药理作用研究进展［J］. 药学研究，2017，36（3）：166－169.

［72］高兵. 丹参的药理作用及临床应用分析［J］. 中国现代药物应用，2018，12（1）：196－197.

［73］OBERMEIER B，DANEMAN R，RANSOHOFF R M. Development，maintenance and disruption of the blood-brain barrier. ［J］. Nature medicine，2013，19（12）：1584.

［74］张珉，张俊钰，钟武. 血脑屏障开放方法研究进展［J］. 国际药学研究杂志，2016，43（1）：126－133.

［75］黄世超，瞿海斌. 丹酚酸 B 稳定性研究进展［J］. 中国现代应用药学，2015，32（5）：644－648.